U0720956

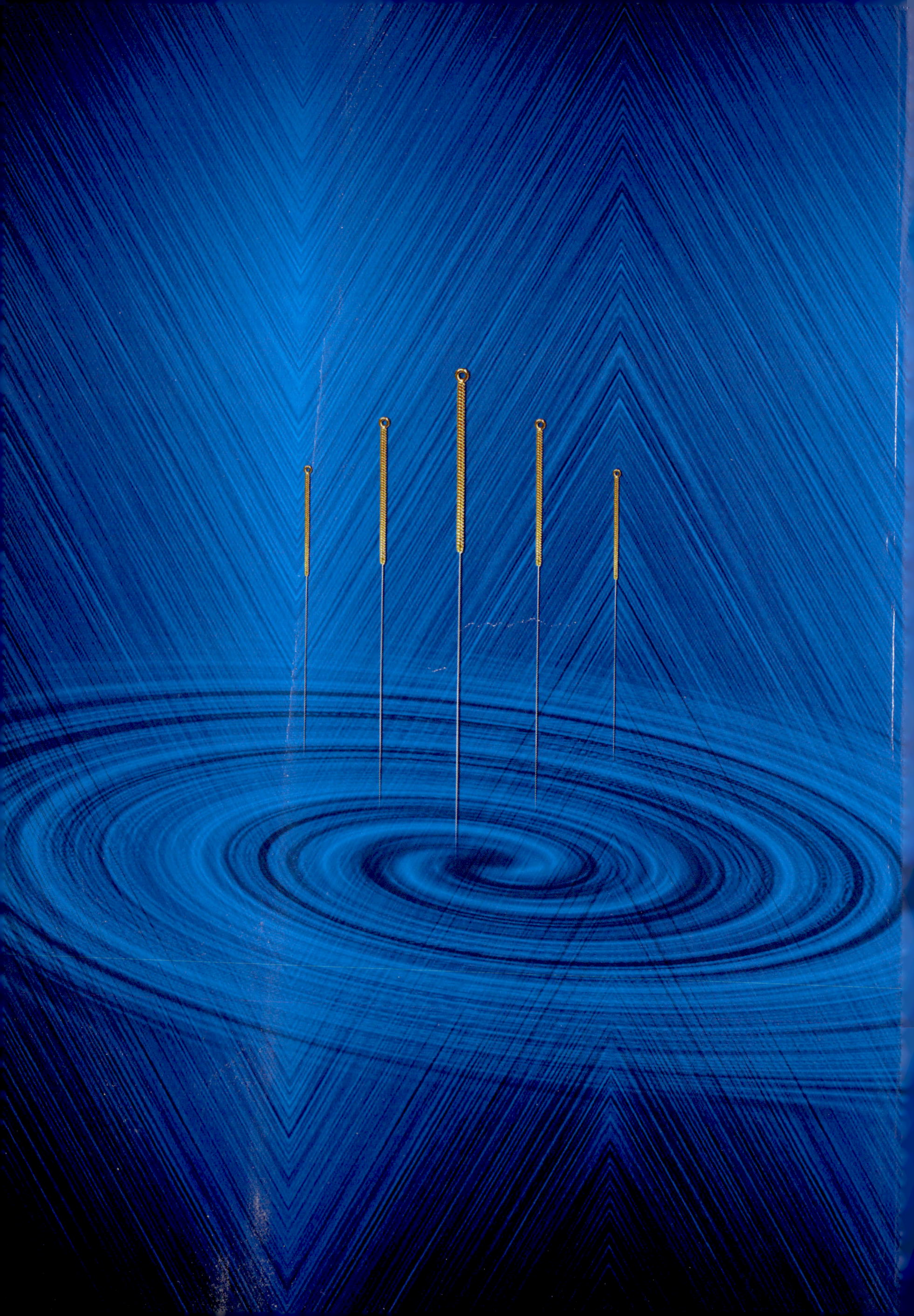

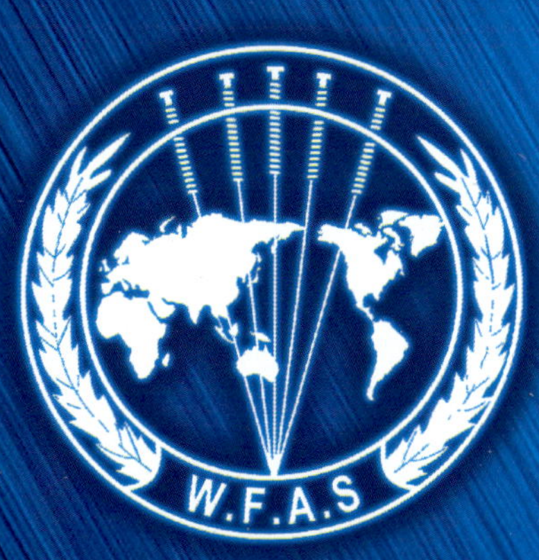

世界针灸学会联合会

世　　　针　　　堂

国际针灸教育与科普系列丛书

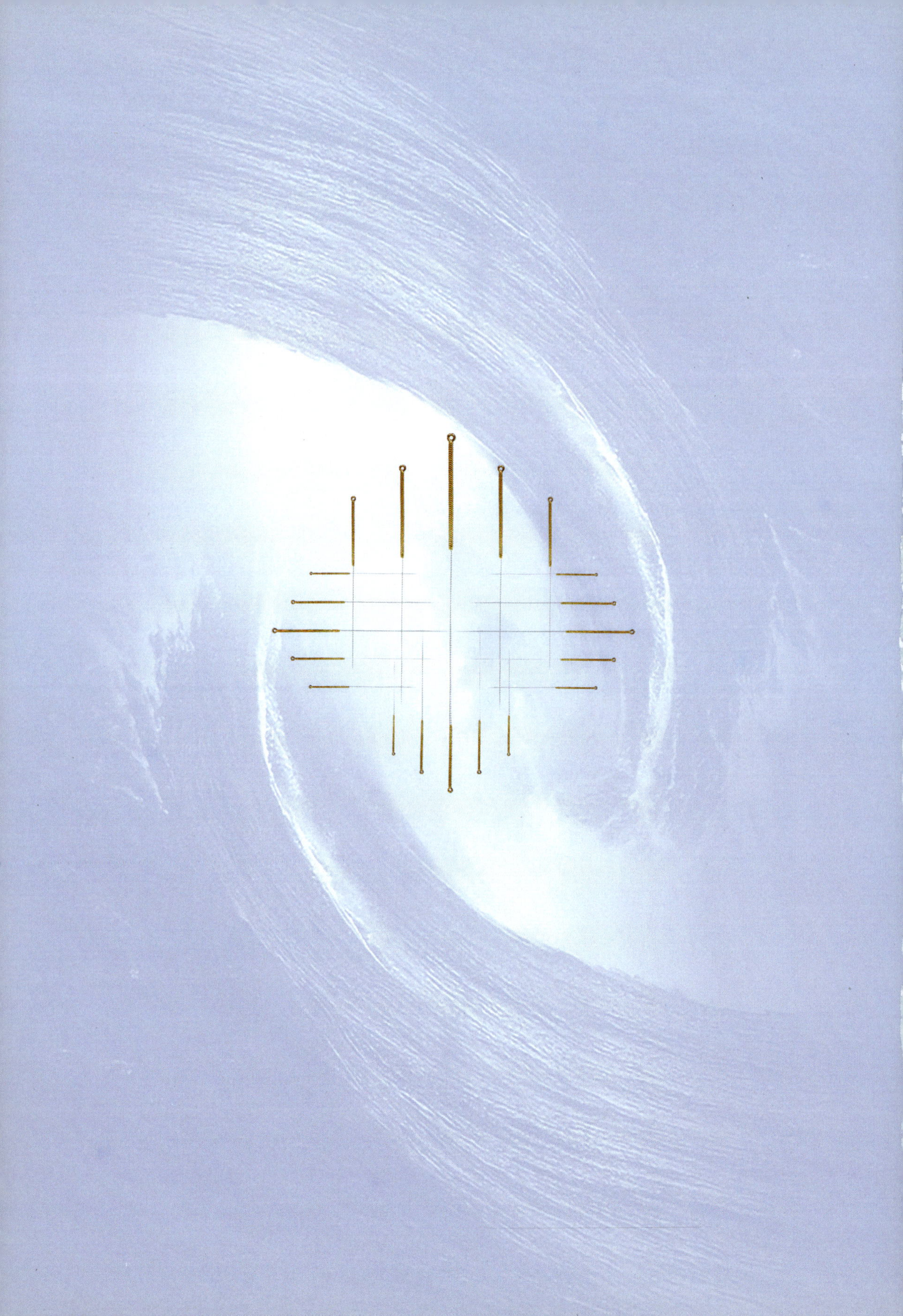

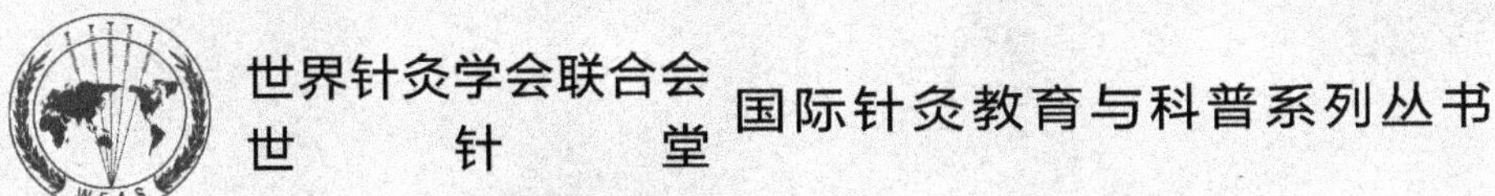

实用艾灸技能教程

总 主 编　刘保延
执行主编　杜元灏　王宏才　雷正权
主　　审　贾成文　王强虎

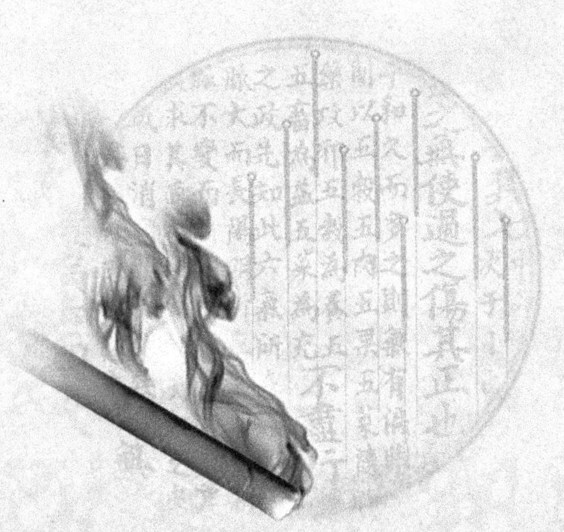

西安交通大学出版社
XI'AN JIAOTONG UNIVERSITY PRESS

图书在版编目(CIP)数据

实用艾灸技能教程/刘保延总主编. —西安:
西安交通大学出版社,2017.1
(国际针灸教育与科普系列丛书)
ISBN 978-7-5605-9263-3

Ⅰ.①实… Ⅱ.①刘… Ⅲ.①艾灸-职业培训-教材
Ⅳ.①R245.81

中国版本图书馆 CIP 数据核字(2016)第 308932 号

书　　名　实用艾灸技能教程
总 主 编　刘保延
责任编辑　张沛烨　李　晶

出版发行　西安交通大学出版社
　　　　　　(西安市兴庆南路 10 号　邮政编码 710049)
网　　址　http://www.xjtupress.com
电　　话　(029)82668357　82667874(发行中心)
　　　　　　(029)82668315(总编办)
传　　真　(029)82668280
印　　刷　虎彩印艺股份有限公司

开　　本　720mm×1000mm　1/16　**印张** 18.75　**彩页** 2　**字数** 182 千字
版次印次　2017 年 11 月第 1 版　　2017 年 11 月第 1 次印刷
书　　号　ISBN 978-7-5605-9263-3
定　　价　78.00 元

读者购书、书店添货、如发现印装质量问题,请与本社发行中心联系、调换。
订购热线:(029)82665248　(029)82665249
投稿热线:(029)82668502
读者信箱:medpress@126.com

国际针灸教育与科普系列丛书编委会

总 主 编 刘保延

执行主编 杜元灏 王宏才 雷正权

副 主 编 李永峰 陈 超 赵 宏 刘朝晖 刘 佳
杨 铭 房緊恭 王筱丹

编 委 （按姓氏笔画排列）

于 爽 王 伟 王 彤 王 栋 王 瑛
王 雯 王 磊 王连洁 王金梅 王晓珊
王凌飞 王维清 王瑞臣 王新安 王瑾玉
毛新红 艾 霞 石玉红 田 滢 冯淑兰
邢孝兰 邢孝民 刘 奇 刘 娟 刘 健
刘 璇 刘兰椿 刘明亮 刘炳炎 刘莉莉
闫英芹 问媛媛 孙其伟 孙淑芳 李 虎
李 斌 李 晶 李 璐 李树卿 李唯溱
杨田雨 杨丽红 杨赟璐 宋伟丽 宋志国

张　颖　张占伟　张沛烨　张夏菲　张晶晶
陆青娜　邵　飞　辛　捷　范永红　范圣华
郅梦杰　周　勇　庞　博　郑召善　郑佩峰
郑真真　孟凡光　赵　颖　赵文娟　赵丽娟
郝汇睿　胡亚才　姜　伟　姜　涛　姜桂玲
秦金霞　贾蓝羽　徐梦瑶　高　桃　郭泉泉
陶晓雯　黄　凤　黄　璐　盛培怡　韩月宇
雷舒扬　解　梅　臧金凤　翟　煦　魏小维

主　审　贾成文　王强虎

总策划　陈云天

序言

针灸起源于中国，“是中医方面精华之精华”，已经在180多个国家得到不同程度的应用，是我国传统医药在国际上应用最为广泛的疗法之一。2010年“中医针灸”被联合国教科文组织列入“世界非物质文化遗产代表作名录”，成为人类文明财富的重要组成部分。世界针灸学会联合会成立30年来，一直将推动针灸的国际传播和安全有效的使用作为自己的宗旨，得到将近60个国家200多个团体会员的积极响应。近些年来，在中国“一带一路”倡议的鼓舞下，世界针灸学会联合会在“一带一路”的沿线国家，通过“针灸风采行”等活动，开展学术交流、针灸健康讲座，开展义诊，以及与当地医药管理部门、医学组织、大学研究机构寻求合作，促进针灸与当地的传统医药及现代医学相结合、优势互补，推动针灸进入主流医学体系，推动针灸取得合法的地位，这些活动得到了大家的积极响应。

中医针灸不只是一种疗法，而且是一种有系统理论的医学体系，她所承载的文化理念，强调“天人合一”的文化内涵，强调利用针灸调动人体自身防病抗病体系，维持人体“稳态”，维护人的健康。中医针灸文化是促进医学目的、医学模式转变的有力支撑，是促进从“疾病治愈向健康维护”转化的强有力工具。她可以在全人群、全生命周期的健康促进中发挥巨大作用。我们也清楚地看到，目前对针灸在养生保健、疾病治疗、机能康复等领域的作用，很多人还知之甚少，如何更好地弘扬中医针灸文化，让世界了解中医针灸，使其造福人类健康，中医针灸在世界范围内的普及提高还任重道远！

作为世界针灸学会联合会成立30年庆祝活动的内容之一，由世界针灸学会联合会、世针堂的有关专家牵头，组织陕西中医药大学、天津中医药大学、中国中医科学院等专家，在西安交通大学出版社的支持下，组织编写了此套以教育及科普为主的丛书，内容涵盖了针灸基础、穴位标准、单穴运用、针灸治疗、针灸案例、拔罐技能、推拿技能、艾灸技能、刮痧技能、针灸与养生等。同时采用“纸媒＋互联网”的新媒体结合的传播方式，将线上学习和线下的互动相结合，以期让更多的人了解针灸、体验针灸，让针灸为人类健康做出更大贡献。

刘保延

世界针灸学会联合会主席

中国针灸学会会长

2017年10月24日

前言

针灸是人类对自然医学保健认识及实践的一种优秀的表达体系，是富含华夏智慧与神韵的医疗手段，迄今仍保持着活力并为世界人们所珍重，成为中华文化与文明的载体之一。现有文献显示，自从两千多年前扁鹊针灸治疗虢太子尸厥起，针灸就以其“神奇”的魅力护佑着人类的健康，并逐渐向外传播而获得了许多国家与地区的接受和认可。近年来，针灸在国际社会的影响力日益彰显，2010 年 11 月，中医针灸被列入联合国教科文组织“人类非物质文化遗产代表作名录”；2014 年，世界卫生组织“2014—2023 年传统医学战略”的制定，标志着中医针灸已成为全球“卫生服务中一个重要的组成部分”。

针灸的国际化发展成果是一代代针灸人努力推动针灸医学与文化不断传播的结果。向世界传播针灸也是世界针灸联合会的目标。今年是世界针灸学会联合会成立 30 周年，中国“三十而立”的古语，意味着一个发展的节点。30 年前，在中国、日本、澳大利亚及韩国等 8 个国家的倡议下，在世界卫生组织的支持下，一个代表全球数十万针灸工作者共同利益的国际组织在中国北京诞生了。世界针联的成立标志着世界针灸发展进入了一个新的时期。30 年过去了，中国和世界的针灸格局发生了巨大的变化。如今，中国针灸已穿透了不同的文化背景，在 183 个国家和地区得到了实际地运用和传播。

针灸已成为世界卫生资源的重要组成部分，在国际上的法律地位日趋上升，在卫生、经济、文化等领域的重要角色日渐凸显，成为名副其实的中国名片。世界针联 30 年来致力于把这张中国名片打造为世界名片。为此，世界针联在国际针灸交流平台建设，促进针灸立法，推进针灸规范化、标准化，普及针灸知识，提高针灸从业人员素质等方面做出了卓有成效的贡献。世界针联的努力得到了包括中国政府，以及国际社会的普遍关注。1998 年世界针联与世界卫生组织（WHO）建立了非政府正式关系，2010 年世界针联与国际标准组织（ISO）建立了 A 级联络关系。

世针堂为世界针联的一个针灸服务平台和品牌，致力于针灸的推广和传播。为庆祝世界针联的 30 岁生日，也为了更好地向世界传播针灸知识，世针堂精心组织近年来在针灸教育及科普传播方面有一定建树的专家，以近年来针灸医学发展的成果为基础编撰了本套针灸教育及科普系列丛书。

本套丛书包括针灸基础、针灸穴位标准、单穴运用、针灸治疗、针灸案例、拔罐技能、推拿技能、艾灸技能、刮痧技能、针灸与养生等，均为针灸传播中的热点内容，兼顾教材与科普、专业与非专业，力图打造一个适合不同读者群的针灸传播符号。

另外，随着互联网技术在世界范围内的快速发展，世针堂也力图就针灸教育与科普传播方式进行创新，探索利用“纸媒＋互联网”优势传播针灸的新方式，运用互联网＋技术（由于时间关系仅在“实用针灸基础学教程”中应用）呈现针灸穴位的定位与操作方法。这一尝试抑或可以引导我们今后的针灸出版传播工作。此外，本套丛书将紧密地与互联网平台结合，不论是电子版阅读，还是线上针灸课程的开展，我们将充分展现这套书所表现的针灸价值。

由于时间关系，不足之处在所难免，期望读者给予指正。最后特别感谢陕西中医药大学针灸推拿学院各位教授的大力支持，感谢参与此丛书各位专家的努力和无私奉献以及西安交通大学出版社为本书出版所做的艰辛工作。

《国际针灸教育与科普系列丛书》编委会

2017 年 10 月 18 日

目录 Contents

上篇　艾灸入门

下篇　艾灸提高

PART ONE 上篇

艾灸入门

我们时常讲的针灸，其实是针刺和艾灸两个治疗方法的合称。但人们往往混淆针灸这一概念，认为针灸就是针刺。路人皆知针刺有卓越的疗效，但不知艾灸亦有极为神奇的效果。针、灸、药各具特点，各有其局限性，而灸法可以弥补针、药之所不及。《灵枢·经脉》讲："针所不为，灸之所宜。"艾灸就是通过烟熏火灼把艾草的药力通过穴位经络带到人体的病痛之处，祛除病邪，对于使用针、药等方法治疗无效或效果不显著的病或保健方面，艾灸常常有其独特的疗效。

第一章　艾灸的起源和发展

艾灸起源于中国，并在中国已实践了数千年的时间。与针刺的起源相似，艾灸也是源于生活的实践。最初可能是古人在某次使用火的过程中，身体病痛的部位不小心被火烫过后，疼痛因此而缓解，后来就逐渐有意识地用火来烤身体疼痛的部位。久而久之，就形成了人类历史上最初形态的灸疗。本章将根据历史的进程介绍艾灸的起源与发展。

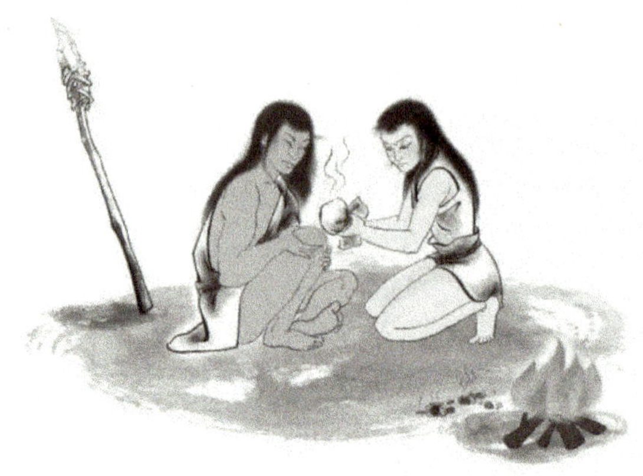

艾灸的起源

一、先秦两汉时期

灸法是中医学中最古老的疗法之一。关于灸疗法的起源，虽然还缺少确实可靠的资料来印证，但是目前多数学者认为，这一疗法的出现不会晚于原始社会。根据近代考古学研究证明，早在北京猿人时期，我们的祖先就已懂得用火。在北京周口店发掘的含骨化石地层中，发现有遗留的灰烬和烧过的动物骨髓或土石。早在大约5万年前的原始氏族公社时期，我们的祖先就懂得了用火来取暖、熟食，尤其是1.8万年前的“山顶洞人”已掌握人工灸的方法，《说文解字》释为“灼也”，即是以火烧灼之意。古人们在用火过程中，可能因偶尔不慎灼伤，结果却使身体另外一部分的病痛得到意外的减轻或痊愈，经过多次的重复体验，于是便主动地以烧灼之法来治疗一些病痛，逐渐产生了灸疗法。火的发现和使用，对人类的生活和繁衍有着非常重大的意义，同时也为灸法的产生创造了必要的条件。由此可见，灸法是随着火的应用而萌芽，并在其应用实践中不断发展。

灸法的文献记载，可追溯到春秋战国时期。1973年湖南长沙马王堆三号汉墓出土的帛书《足臂十一脉灸经》《阴阳十一脉灸经》，既是关于经脉的专著，又是最早记载灸法的医学典籍。《足臂十一脉灸经》可能成书于春秋时期。书中以“足”表示下肢脉，共有6

条；以“臂”表示上肢脉，共有5条。这十一条脉的排列顺序是先足后手，循行的基本规律则是从四肢末端到胸腹或头面部。《足臂十一脉灸经》主治疾病有78种，但尚未对疾病进行分类。《阴阳十一脉灸经》分甲乙两种文体，成书时间较《足臂十一脉灸经》稍晚，该书在《足臂十一脉灸经》的基础上对11条脉的循行及主病作了较大的调整和补充，以先阴脉后阳脉的原则，来确定各脉的排列次序。两书中所提到的各种经脉病症，均采取灸疗其所属经脉之法。同时出土的帛书《五十二病方》，亦提到灸法和熨法。

在同时代的不少非医学书籍中，也有关于灸法的记述。《左传》中提到公元前581年医缓给晋景公诊病时说过的“攻之不可，达之不及，药不治焉”这样一段话，晋朝杜预注解“攻”指艾灸，“达”指针刺。非医药文献中最早提及“灸”字的，则见于《庄子·盗跖》篇：“丘所谓无病而自灸也”。《孟子·离娄》篇，还提出了艾灸“今之欲王者，犹七年之病，求三年之艾也”。

从上述可知，灸疗法不仅在医学著作中已经作为一种主要疗法应用于临床，而且一些非医家亦多用灸法相关知识来做隐喻，这充分表明，在我国春秋战国时期，灸疗之法已经相当盛行了。

知|识|链|接

扁鹊艾灸治疗尸厥

西汉的司马迁在《史记·扁鹊仓公列传》中记载了扁鹊诊治虢太子尸厥的病例，并且高度赞扬了扁鹊的医术，说普天之下"尽以扁鹊能生死人"。在 2000 多年前的古代，扁鹊是以怎样的救治措施，让人们认为他"能生死人"呢?

当时扁鹊带领弟子行医治病，来到了虢国。正巧赶上了众人都在祈祷，祈求昏死过去的太子能够苏醒过来，恢复健康。

扁鹊一行人来到虢国宫门之前，本来想着立即进宫为太子治疗疾病，没有想到遭受冷落。

扁鹊说:"我行医四方，见过、治过许多这样的病人。你们太子的病叫作尸厥，这是内在的阴气不能向外发散，在外的阳气不能向里回归，气血不能循环，表里不能沟通，上下不能升降造成的。如果你不信，你可以到里边看一看太子，摸一摸太子的大腿，应当是温暖的;仔细听一听太子的鼻息，或者用一缕毛发测验一下，他应当还有微弱的气息。如果是这样，就有生还的可能!"

中庶子听完，着实吃了一惊，匆匆地进了宫。中庶子按照扁鹊所说，在虢太子身上一试验，果然如扁鹊所说一致! 于是他慌忙报告虢君。虢君听后站起身来就往外跑，鞋子都没有来得及穿。跑到扁鹊的面前，慌忙施礼，并请求扁鹊救救他的孩子。

扁鹊师徒二话没说，急忙进宫施救。他们一起来到太子的病榻旁边，经过简单的诊察，立即开始治疗，扁鹊一边进针，一边让弟子准备艾灸，紧接着吩咐煎煮汤药。子同在一旁捣药，子明忙着按穴位施灸法，子游顺着经络按摩，子仪复苏虢太子的神志，子越舒展虢太子的肢体。

经过一番治疗，虢太子慢慢睁开了眼睛。虢君看到太子转危为安，也破涕为笑。虢太子深为感动，欲强行下床行礼，被扁鹊等人阻止。

经过半月的治疗，太子已经逐渐康复。故天下人都称扁鹊能“生死人”，“起死回生”的成语就是从这里来的。

扁鹊面对众人的赞誉，坦荡而真诚地说：“我秦越人不能让死人复生！只能帮助病人恢复健康。虢太子本来就是能够恢复的病例，我不过尽了一个医生应当尽的责任而已！如果再耽搁得久一些，病情再加重一些，就将‘不可救药’，我也就无能为力了。有病还是要早些治疗，才能取得良好的效果啊！”

产生于秦汉之际的医学巨著《黄帝内经》，把灸法作为一个重要的内容进行系统介绍，强调“针所不为，灸之所宜”（《灵枢·官能》）。它首先指出“灸者亦从北方来”（《素问·异法方宜论》），说明灸法的产生与我国北方人居住条件、生活习俗和发病特点有关。灸法的适应证包括外感病、内伤病、脏病、寒热病、痈疽、癫狂等，如《素问·异法方宜论》所记“脏寒生满病，其治宜灸焫”。灸法具有起陷下、补阴阳、逐寒邪、畅通经脉气血等多个方面的作用。《灵枢·背腧》还提到灸的补泻之法。如“以火补之者，毋吹其火，须自灭也；以火泻之者，疾吹其火，传其艾，须其火灭也”。并指出阴阳俱不足或阴阳俱盛者、阳盛亢热及息积等病为艾灸禁忌证。《黄帝内经》在一定程度上奠定了灸疗法的基础。

东汉张仲景所撰《伤寒杂病论》一书，其内容以方药辨治外感热病及内伤杂病为主，尽管针灸条文不多，其中《伤寒论》载灸法7条，《金匮要略》2条，复出2条，实为7条，但是，对灸法的应用和禁忌证有所发挥。在应用上，仲景指出灸法宜于三阴经病，或于少阴病初起，阳虚阴盛时，灸之以助阳抑阴；少阴病，下利呕吐，脉微细而涩时，升阳补阴。或厥阴病手足厥冷，脉促之证，灸之以通阳外达；脉微欲绝者回阳救逆。并指出灸法禁忌范围包括太阳表证、阳实热盛证、阴虚发热证等。这些均对后世医家产生了重要的影响。

二、两晋至唐宋时期

从两晋至唐宋，是我国针灸史上灸疗法发展的最重要的时期，它主要表现在以下几个方面。

（一）灸法专著大量出现

我国历史上第一部灸法专著是三国时期曹翕（曹操之子）所撰写

的《曹氏灸方》，共有七卷，可惜已亡佚。《敦煌经卷》中的残卷《新集备急灸经》则最迟是在唐威通二年(682)依照刊本抄录的，不仅证实该书成书年代甚早，也表明我国早期刊本中就有灸治的专书。另有唐代崔知悌之《骨蒸病灸方》一卷，记载专病灸治经验，原书虽已失佚，但尚收存于《外台秘要》及《苏沈良方》之中。至宋代，灸法专著不断涌现，如《黄帝明堂灸经》三卷、闻人耆年之《备急灸法》一卷，《西方子明堂灸经》八卷以及庄绰《灸膏肓俞穴法》一卷等。这些专著在不同时代，从不同角度记载和总结了古代医家灸法经验。

(二)医籍中灸疗占据重要地位

在晋、唐至宋代的一些重要医学著作和针灸书籍中，灸法都作为重要的内容被载入。晋代葛洪之《肘后备急方》中大量收集了当时及前人行之有效而又简便易行的灸方、灸法。全书共109条针灸医方，灸方就占94条之多。除继承《内经》及《针灸甲乙经》的直接灸法外，首创隔物灸法，包括隔盐灸、隔蒜灸、隔川椒灸等，为后世医家进一步研究灸法产生了深远影响。南北朝时期医家陈延之，是提倡灸法的先驱之一，其所撰《小品方》(现已亡佚)是我国古代的重要方书，书中对灸法也多有论述。从散在于其他医籍的近三十则陈氏的灸方中，可以看出，他主张取穴少而精，强调灸前刺去恶血，用灸壮数多达50～100壮，也有用随年壮灸。关于艾灸禁忌问题，陈延之认为《内经》禁灸十八处并非绝对，提出直接灸要“避其面目四肢显露处，以疮瘢为害耳”等。其中不少观点，至今仍然可取。唐代名医孙思邈，在其著作《备急千金要方》和《千金翼方》之中，也记录了大量灸疗内容，在灸法上又增加多种隔物灸法，如隔豆豉饼灸、隔泥饼灸、隔附片灸及隔商陆饼灸等。在灸疗范围上有较大的扩展，首先增加灸疗防病的内容，如《备急千金要方》卷二十九指出：“凡人吴蜀地游官，体上常须三两处灸之，勿令疮暂瘥，则瘴厉温疟毒气不能着人也。”其次，灸治的病种较前代有所增加，特别是在热证用灸方面做了有益的探索，如热毒蕴结之痈肿，以灸法使“火气流行”令其溃散；另如对黄疸、淋证等温热病及消渴、失精失血之阴虚内热病症等，均用灸法取效。这显然是对《伤寒论》某些偏颇提法的纠正，也是对灸疗法的补充和完善。同时代的医家王焘，更是重灸轻针，提出灸为“医之大术，宜深体之，要中之要，无过此术”（《外台秘要·中风及诸风方一十四首》），在《外台秘要》一书中，针灸治疗部分，几乎都用灸方。这种弃针重灸的观点，当然属于偏见，但可证明当时对灸法的重视。

知识链接

葛洪、鲍姑与艾灸

葛洪是东晋著名医药学家、道家。字稚川，自号抱朴子，丹阳句容(今江苏省句容县)人，生卒年月不详。他为人性钝口讷，形貌丑陋，言语率直，好炼丹之术，晚年隐居广东罗浮山，后人尊称为葛仙翁。葛洪一生著述甚多，他所著《肘后备急方》主要是为了救急之用，该书在灸法方面的成就亦表现突出。全书93类病症，有30多类采用灸法，包括内、外、伤、妇、五官及传染病等。所录针灸医方109条，其中有99条是灸方。葛洪对灸法的作用效果、操作方法、注意事项等都有比较全面的论述，大胆用灸法治疗急症，如对以吐泻腹痛为主的霍乱和突然昏厥的卒中，均选用承浆穴救治，并指出"灸十壮，大效矣"。

鲍姑是河南陈留县人，名潜光，官宦道士家庭出身，是葛洪的妻子。跟葛洪一样，鲍姑内心对于行医救人有很大的热情。当时葛洪行医于江湖，发现有很多人因为疾病的治疗费用很贵而看不起病，导致严重的后果。为此，他们开始在针灸治疗方面做着研究和实践，正是两人的互相鼓励，使得他们在医学方面都有极深的造诣，并取得了令人瞩目的成就。同时，鲍姑还是历史上第一个被记录进史书的女针灸医生，直到现在都不断有关于鲍姑的故事流传。

有一天，鲍姑采药兼义诊回来，走到河边，看见一姑娘坐在河边的石头上，一边临水自照一边痛哭流涕，鲍姑走过去问姑娘出了什么事情，原来这姑娘脸上长了很多黑褐色的赘瘤，怎么治都没治好。鲍姑考虑了下姑娘的病情，心下了然，就从随身的药囊中取出越秀山脚下产的红艾制成的艾绒用火点燃，将产生的烟气在姑娘脸上熏灼。几次熏灼之后，那些赘瘤就从她的脸上脱落，姑娘的脸又恢复如初。

这些在《鲍姑祠记》中有所记述："鲍姑用越岗天然之艾，以灸人身赘疣，一灼即消除无有，历年久而所惠多。"由于鲍姑医术高超，深受当地群众爱戴，至今在广州越秀山麓三元宫里，还设有鲍姑殿和她的塑像，并留有楹联两副："妙手回春虬隐山房传医术，就地取材红艾古井出奇方"；"仙迹在罗浮遗履燕翱传史话，医名播南海越岗井艾永留芳"。

宋代著名针灸家王执中撰《针灸资生经》一书，亦以灸法为主，并记载了灸劳法、灸痔法、灸肠风、灸发背、膏肓俞灸法、小儿胎疝灸等灸治之法。书中还收录不少其自身或其亲属的灸疗治验，如"予尝患溏利，一夕灸三七壮，则次日不如厕，连数夕灸，则数日不如厕"（《针灸资生经·第三》）。宋代的《太平圣惠方》《普济本事方》以及《圣济总录》等重要医方书中，亦多收载灸疗内容。如许叔微强调阴毒、阴证、阳微最宜用灸的观点，创隔巴豆、黄连灸法，方法是“用津唾和成膏，填入脐心，以艾炷灸其上。腹中有声，其病去矣”（《普济本事方》卷九）。由于烧灼灸法较为疼痛，使人临医畏灸，南宋窦材在其所撰《扁鹊心书》中，首载了“睡圣散”，服后施灸，“即昏不知痛”（《扁鹊心书》卷上）。

（三）灸法应用的专业化和普及化

在唐宋时期，随着灸法的专门化，出现了以施行灸法为业的灸师。如唐代韩愈的《谴疟鬼》诗云：“灸师施艾炷，酷若猎火围”（《昌黎先生集》卷七），生动地描绘了大炷艾灼的场面。宋代张杲《医说》中，也曾有灸师之称。除灸师专门掌握施灸技术外，鉴于当时盛行灸法，非医者对灸法也加以应用。《南史·齐本记》载，有人自北方学得灸术，因治有效验，迅速推广，一时间都中大为盛行，被称之为圣火，甚至诏禁不止。《备急千金要方》卷二十九也提到“吴蜀多行灸法”，表明此法在民间中已颇为普及。另外，“（宋）太宗病亟，帝（指宋太祖）往视之，亲为灼艾”。苏东坡写有《灼艾帖》，李唐画有《灸艾图》，更证实了灸疗在唐宋之际流传之广。

知|识|链|接

孙思邈与艾灸

孙思邈，京兆华原(今陕西省铜川市耀州区)人，约生于隋开皇元年(581)，卒于唐永淳元年(682)，活了一百〇二岁(有的考证认为孙思邈活了一百四十一岁)。他从小勤奋好学，七岁读书，每日背诵一千多字，有"圣童"之称。到了二十岁，已精通诸子百家学说，既"善谈庄、老"，又"兼好释典"，学问非常渊博。隋唐两代帝王屡次请他做官，他都"固辞不受"，而立志学医。他的这种认识，是与他的个人经历分不开的。孙思邈小时候，体弱多病，要经常请医生进行诊治，"汤药之资，罄尽家产"。周围贫苦百姓，也跟他一样，因为患病弄得穷困不堪，有的竟因得不到及时医治而悲惨地死去，这些使他感到"人命至重，有贵千金。一方济之，德逾于此"(《千金要方》自序)。因此，他十八岁开始，就"志于学医"，并下了很大的苦功，所谓"青衿之岁，高尚兹典。白首之年，未尝释卷"(《千金要方》自序)。到了唐太宗年间，孙思邈应召入宫时年逾五十，太宗观其容貌气色，身形步态竟皆如少年一般，感叹道：像羡门、广成子这样的神仙人物原来世上竟是有的，怎么会是虚言呢？

为何孙思邈能以多病之身反享百岁之寿？历史上已经做出了无数总结，其中最重要的一条，就是孙思邈非常重视日常养生之法，尤其注重艾灸的养生功效。《唐史》记载：孙思邈在中年之后，研究证实了艾灸的养生祛病功效，开始经常使用艾灸为自己调理身体，最常用的穴位就是“足三里”。也正是因为长年累月的使用艾灸进行养生，已到耄耋之年的孙思邈仍能“视听不衰，神采甚茂”，甚至年过百岁之后还可精力充沛的著书立说。

孙思邈一生著书80余部，在后期的多部医学名著中极力推崇灸法，他的灸法养生理念也一直被历代医家视为金玉良言流传至今。清乾隆年间，一位名为王芷庵的御医总结孙思邈的艾灸术及历代灸法良方，并结合祖传灸法，最终创出完善的艾灸养生法。乾隆皇帝因深感此法养生祛病，延年益寿之功效，御笔赐名为“太和悬灸”。

四、金元时期

金元时期，由于针法研究的崛起，灸疗的发展受到一定影响。但以金元四大家为首的不少医家，在灸疗法的巩固和完善方面，仍做出了应有的贡献。刘河间不囿于仲景热证忌灸之说，明确指出“骨热……灸百会、大椎”等，并总结了引热外出，引热下行及泻督脉等诸种灸法。罗天益则主张用灸法温补中焦，多取气海、中脘、足三里三穴施灸，认为可“生发元气”、“滋荣百脉”等。朱丹溪在《丹溪心法》中也有不少灸治验案的记载，如“一妇人久积怒，病痫，目上视，扬手掷足，筋牵，喉声流涎，定时昏昧，腹胀痛冲心，头至胸大汗，痫与痛间作，……乘痛时灸大敦、行间、中脘，……又灸太冲、然谷、巨阙及大指甲内间，又灸鬼哭穴，余证调理而妥”。另如元代名医危亦林，在其所著《世医得效方》载述刺灸法治疗的56个病症中，灸法约占十分之八，且多涉及各科急性热病、时令病及惊厥、损伤等症。并提出“阴毒疾势困重，……则灼艾法惟良”（《世医得效方·集论说》）导阴毒宜灸的观点。在施灸方法方面，则不采用晋唐时期动辄百壮的做法，常因病症、因部位而用竹筋大、麦粒大、绿豆大、雀粪大，或灵活地“大小以意斟量”，以定艾炷之大小。且多数用七壮、二七壮、三五壮等。还重视对于灸后的护理，“以温汤浸手帕拭之”，“以柳枝煎汤洗后灸之”，防止感染，确为经验之谈。

五、明清时期

明清时期是我国针灸学从成熟而又逐步走向衰落的时期，虽然这一时期偏重针法的应用，但灸疗也有一定的进展。明代著名医家张景岳，在所著《类经图翼》卷十一中，专门辑录明以前几百个灸法验方，涉及内、外、妇、儿各科几十种病症。另在《景岳全书》九至三十六卷所论述各科70余类病症中，有二十类提到针灸疗法，其中涉及灸方的达十五类，并详细论述了灸法的治疗作用。因此，可以说是对明代以前灸疗临床经验的一次总结。明代伟大针灸学家杨继洲也重视灸法的研究和实践，强调针灸并重。《针灸大成》第九卷，论述灸法凡四十一节，内容涉及广泛，有灸法、取膏肓穴法、相天时、发灸法及艾灸补泻等，以及灸治各种急慢疾病二十余种。在施灸方法的革新上，值得一提的是艾卷灸法的创用。此法最早记载于明初朱权之《寿域神方》卷三，其云："用纸实卷艾，以纸隔之点穴，于隔纸上用力实按之，等腹内觉热，汗出即差"。其后，逐渐发展，又在艾绒里掺进药末，命名为"雷火针"或"太乙神针"。所谓针，其实是灸，因它操作之法类似针法——隔几层纸或布，实按在穴位上之故。艾卷灸操作方便，痛苦又较小，且可随意调节热力，故很快得以推广。除此之外，明代还有灯火灸的记载，系指用灯草蘸油点燃直接烧灼穴区肌肤的一种灸法；也有利用铜镜集聚日光作为施灸热源的"阳燧灸"等。

清代是对我国灸疗法的总结时期。其中较有代表性的为咸丰年间医家吴亦鼎所撰的《神灸经纶》一书，他在该书引言中指出："灸法亦与地并重，而其要在审穴，审得其穴，立可起死回生"，说明灸法之重要。《神灸经纶》全面总结了清以前有关灸法的理论和实践，并参合了不少作者本人的临床经验，是一本集大成式的灸法专著。另如清代廖鸿润的《针灸集成》也收载了大量灸疗的历代文献，予以分类编排，如制艾法一节，就选录了《医学入门》《医方类聚》《太平惠民和剂局方》等多种前人著作的论述，对"发灸疮法"、"疗灸疮法"、"调养法"等都作详细的介绍。

在施灸的方法上，赵学敏所撰的《串雅外编》一书中，介绍了不少民间灸法，如鸡子灸，其法为"鸡子煮熟，对劈去黄，用半个合毒上，以艾灸”（《串雅外编》卷二），另如碗灸、麻叶灸、桑木灸等，应视为是对丰富多彩的灸法的一种补充。

清代末年，由于清政府在太医院等官方机构中废止针灸，导致了整个针灸学的衰落。但灸法因其法简单方便、价廉而又有较好效果，在民间及朝鲜、日本等国家仍流传不息。

六、近代

新中国成立后，医疗事业得到迅速发展，特别是改革开放以后，灸法研究成果层出不穷，不仅在灸疗临床疗效观察、古籍整理方面进行了更为深入的研究，而且逐渐转移到向灸法、灸理现代化研究、灸疗器具创新上来，在灸料、灸法的作用机制及适应证方面都以得了长足的进步，主要表现在以下几个方面。

(1)灸法研究成果层出不穷，《中国针灸学》《新针灸学》等针灸专著相继问世。书中用较大篇幅介绍了灸疗法的有关内容，丰富了灸法的内涵。

(2)研究人员利用现代科学实验手段对艾灸的机制进行了研究，取得了一定进展，并获得了比较系统的结果。认为灸法可能是通过多系统、多途径、多靶点的综合作用而发挥效应的，免疫系统、神经系统、内分泌系统等均参与灸疗对机体的调节过程。

(3)在传统灸疗的基础上，出现了一批新灸法，如燎灸、火柴灸、硫黄灸等，并结合现代科技创制新的灸疗，如光灸、冷冻灸、电热灸、铝灸等等。发明了电热仪、电灸仪等各种现代灸疗仪器，且大多已应用于临床，使灸法可定时、定量、定性、无烟，温度可调节，操作更方便。

(4)适用范围不断扩大，疗效不断提高。防治的病种已突破灸治传统病症和一般常见疾病，开始用于不少难治性疾病的灸治，如灸法对休克、心绞痛、慢性支气管炎、支气管哮喘、骨髓炎、硬皮病、白癜风等危重疑难病症的防治都取得了较好的效果。有关文献载述的用灸法防治各类病症已超过了 200 种，遍布于人体各个系统。

另外，随着人们生活水平的提高，灸法在养生保健、防病治病方面的优势也日益为人们所重视，灸法也将为人类的医疗保健事业做出更大的贡献。

知 | 识 | 链 | 接

艾草与习俗

中华民族传统的端午节是因为“五”与“午”同音所以端午又称端五、重午或重五。端午，天气渐炎热，蚊虫苍蝇滋生，细菌病毒繁殖，所以古人称五月为“恶月”或“百毒月”。且不说端午节是纪念我国伟大的诗人屈原，或纪念伍子胥的；也不说端午节最有气氛的划龙舟和“立鸡蛋”比赛，现就谈谈端午节家家户户都挂艾草、洗艾浴的习俗。

民谚说："清明插柳，端午插艾"。人们在这一天洒扫庭院，挂艾枝，悬菖蒲，洒雄黄水，饮雄黄酒，以激浊除腐，杀菌防病。这些流传至今的古老习俗也反映了中华民族的优秀智慧，但是这个习俗是怎么来的呢？

相传很久以前，传说瘟神在端午节要降灾，天帝产生恻隐之心，便派人下凡体察民情。五月五日，天帝的使臣扮成卖油翁吆喝道："一葫芦二斤，二葫芦三斤。"大家争先抢购，只有一个老头不仅不买，还告诉老翁账算错了。等油卖完，老翁尾随那个不买油的老头，说："你是天下的好人，今天晚上瘟神降瘟灾，你在屋檐下插上艾蒿、菖蒲，就可以躲过瘟灾。"老头听说后就挨家挨户告诉了所有的人，于是，家家插上艾蒿、菖蒲，瘟神无法降瘟灾，人们都平安得救了。后来世代相传，习以为俗。这些故事世世代代在民间广泛流传，使端午节带上了丰富的文化内涵。

除了插艾草，洗艾澡是另一种习俗。大部分地区流行着"家有三年艾，郎中不用来"的谚语。洗艾澡也是药浴疗法的一种，其治病的机理是：中草药经过煎煮，有效成分充分溶解在水或水蒸气中，药液洗浴时，药物成分或直接作用于人体表面，发挥药物的直接治疗作用；或经皮肤吸收，渗透进入体内发挥治疗作用；或药物的挥发性成分及含有药物成分的水蒸气直接被鼻黏膜吸收，而发挥治疗作用。伟大的医药学家李时珍的故乡湖北蕲春县即有很多关于艾叶浴的习俗，如在婴儿出生后第三天要洗一次艾水澡，并将艾绒少许敷囟门和肚脐上，以预防感冒、鼻塞或感染其他疾病。产妇在产后三天和满月，各要进行一次艾汤沐浴，用以消毒辟秽，温运气血，以预防产后体弱受病。若感受风寒咳嗽，用一把艾叶煎汤洗脚，同时用艾叶七至九片，葱三至五根，煎汤，温服取汗，即可告愈。若有皮肤瘙痒、湿疹、疥癣之类皮肤病，用干艾叶煎水洗患处，每天早晚各洗一次，洗后用艾叶药渣敷于患处20～30分钟，效果奇佳。

第二章　艾灸的功效及作用机制

第一节　艾灸的功效

灸法是使用艾绒或其他药物放置于体表的腧穴或疼痛处进行烧灼、温熨，借灸火的温和热力及药物作用，通过经络的传导，达到治疗疾病、防病保健等目的的治疗方法，其主要具有温通经脉，调和气血，协调阴阳，扶正祛邪的功效。

一、温经通络

人体的正常生命活动有赖于气血的作用，气行则血行，气止则血止，血在经脉中流行，依赖于气的推送。气血的运行有遇温则散，遇寒则凝的特点。灸法以温热性刺激为主，可以温经通络，散寒逐痹，《素问·调经论》曰："血气者，喜温而恶寒，寒则泣而不流，温则消而去之。"

二、升阳举陷

由于阳气虚弱不固等原因可致气虚下陷，出现脱肛、阴挺、久泄久痢、崩漏、滑胎等，《灵枢·经脉》云："陷下则灸之"，故气虚下陷之证多用灸法，起到益气温阳，升阳举陷的作用。

三、扶阳固脱

人以阳气为根本，得其所则人寿，失其所则人夭，如阳气衰微则阴气独盛，阳气不通于手足，则手足逆冷。凡阳气衰微，阴阳离决等症，用大炷重灸，能祛除阴寒，回阳救脱。这是由于艾叶有纯阳的性质，再加上火本属阳，两阳相得，可以起到扶阳固脱，回阳救逆，挽救垂危之疾的作用。可用于大汗淋漓、四肢厥冷、脉微欲绝的阳气虚脱的证候。

四、防病保健

艾灸能够激发人体正气，增强抗病能力。《扁鹊心书》说："人无无病时，常灸关元、气海、命门、中脘，虽未得长生，亦可保百余年寿矣。"所以灸足三里穴，可使胃气常盛。而胃为水谷之海，荣卫之所出，五脏六腑皆受其气，胃气常盛，则气血充盈；命门为人体真火之所在，为人之根本；关元、气海为藏精蓄血之所，艾灸上穴可使人胃气盛，阳气足，精血充，从而加强了身体抵抗力，病邪难犯，达到防病保健之功。

第二节　艾灸的作用机理

经过现代的研究，发现艾灸对人体多个系统均有广泛的作用。

1. 心血管系统

艾灸可增强心肌收缩力，改善血管舒缩异常状态，增加重要器官的血流量，改善微循环，纠正低心输出量和血流动力学紊乱状态；加强机体对氧的利用，提高免疫能力，从而使休克逆转。艾灸通过调节肾素-血管紧张素-醛固酮系统而对高血压患者起到降压作用。此外艾灸还可降低高血脂患者的血脂水平。

2. 消化系统

艾灸可以调整胃肠功能，促进消化吸收。

3. 呼吸系统

艾灸可以改善呼吸功能，使通气量、肺活量、耗氧量增加，降低气道阻力。

4. 神经系统

艾灸对神经系统具有调节作用，在中枢神经系统和大脑皮层的兴奋或抑制过度增强时，艾灸可使之恢复正常。

5. **内分泌系统**

艾灸具有调整各种分泌腺的作用。可对病理状态下的消化液、唾液腺，以及副肾、睾丸、卵巢、甲状腺、胰腺等内分泌腺的分泌起到调节作用，使各种分泌腺的功能趋向正常。

6. **免疫系统**

艾灸具有增强免疫功能的作用。艾灸可以加快炎症灶局部血液循环，减少炎性渗出，增加白细胞的数量及平均迁徙速度，使白细胞功能活跃，增强单核巨噬细胞功能，从而促进炎症恢复。

7. **转胎作用**

大量实验表明，艾灸至阴穴可以兴奋垂体-肾上腺皮质系统，使肾上腺皮质激素分泌增加，通过雌激素-前列腺素的环节，提高子宫的紧张性及加强其活动，促进胎动，从而使胎位不正获得矫正。

8. **抗肿瘤作用**

对于移植肿瘤的实验动物表明，通过艾灸可抑制移植肿瘤细胞增殖，使施灸动物在观察期内癌发生率低，生存率提高。

9. **延缓衰老**

艾灸可以清除自由基，提高免疫功能，调整脂质代谢，改善血液流变性质，调节内分泌，调节微量元素，调节神经递质，并能过调控细胞凋亡、细胞周期及学习记忆等相关通路发挥延缓衰老的功效。

第三章　中医学基础

中医学理论体系是以中国古代哲学的精气学说、阴阳学说和五行学说为思维模式，它是以整体观念为主导思想，以脏腑经络及精气血津液为生理病理学基础，以辨证论治为诊治特点的独特的医学理论体系。

第一节　中医学哲学基础

精气学说、阴阳学说和五行学说是中国古代有关世界本原和发展变化的宇宙观和方法论，是对中医学理论体系的形成和发展最有影响的古代哲学思想，也是中医学的重要思维方法。这些哲学思想引入医学领域后，构筑了独特的医学理论体系。本节将重点介绍阴阳学说和五行学说的基本观点和方法及其在中医学中的应用。

一、阴阳学说

阴阳学说是中医学里最重要、最具特色的理论之一。阴阳是一

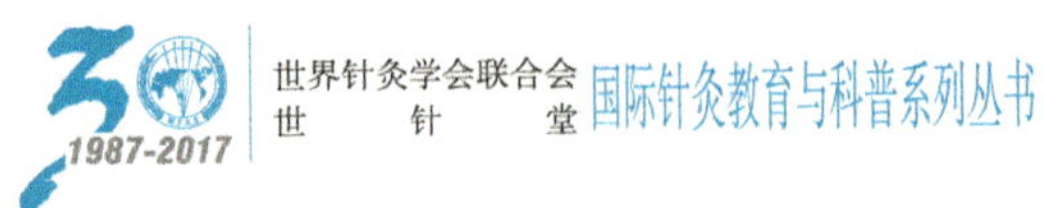

个抽象的概念，它体现了自然界两个相对立的方面。它既可以代表对立的两个事物，又可代表一个整体中两个对立的方面。它是中国古代朴素的对立统一理论，属于中国古代唯物论和辩证法范畴。

1. 阴阳的概念

阴阳，是中国古代哲学的一对范畴，是对自然界相互关联的某些事物或现象对立双方属性的概括。所谓“阴阳者，一分为二也”（《类经·阴阳类》）。

阴阳最初的涵义是非常朴素的，并不具备哲学上的涵义，仅是指日光的向背而言，朝向日光则为阳，背向日光则为阴。以后随着观察面的扩展，阴阳的朴素涵义逐渐得到引申，如向日光处温暖、明亮；背日光处寒冷、晦暗。于是古人就以光明、黑暗、温暖、寒冷分阴阳。如此不断引申的结果，就几乎把自然界所有的事物和现象都划分为阴与阳两个方面。这时的阴阳已变为一个可概括自然界具有对立属性的事物和现象双方的抽象概念。

2. 事物的阴阳属性

一般地说，凡是运动的、外向的、上升的、温热的、无形的、明亮的、兴奋的都属于阳；相对静止的、内守的、下降的、寒冷的、有形的、晦暗的、抑制的都属于阴。以天地而言，则“天为阳，地为阴”，由于天气清轻向上故属阳，地气重浊凝滞故属阴。以水火而言，则“水为阴，火为阳”，由于水性寒而润下故属阴，火性热而炎上故属阳。将阴和阳的相对属性引入医学领域，把人体中具有中空、外向、弥散、推动、温煦、兴奋、升举等特性的事物及现象统属于阳，而把具有实体、内守、凝聚、宁静、凉润、抑制、沉降等特性的事物和现象统属于阴。如脏为阴而腑为阳，精为阴而气为阳，营气为阴而卫气为阳等。

事物阴阳属性归类表

属性	空间(方位)					时间	季节	温度	湿度	重量	性状	亮度	事物运动状态			
阳	上	外	左	南	天	昼	春夏	温热	干燥	轻	清	明亮	化气	上升	动	兴奋
阴	下	内	右	北	地	夜	秋冬	寒凉	湿润	重	浊	晦暗	成形	下降	静	抑制

事物的阴阳属性，既有绝对性的一面，又有相对性的一面。事物阴阳属性的绝对性，主要表现在其属阴或属阳的不可变性，即不可反称性。若该事物的总体属性未变，或比较的对象或层次未变，则它的阴阳属性是固定不变。如上述的水与火，水属阴，火属阳，其阴阳属性一般是固定不变，不可反称的。水不论多热，对火来说，仍属阴；火不论多弱，对水来说，仍属阳。若事物的总体属性发生了改变，或比较的层次或对象变了，则它的阴阳属性也随之改变，故事物阴阳属性在某种意义上又是相对的。

3. 阴阳学说的基本内容

阴阳间的相互关系是阴阳学术的核心内容，可以概括为阴阳的对立制约、互跟互用、阴阳互藏、阴阳消长、阴阳转化和阴阳自和六个方面。

阴阳对立制约，是指属性相反的阴阳双方在一个统一体中的相互斗争、相互制约和相互排斥。阴阳学说认为，自然界一切事物或现象都存在着相互对立的阴阳两个方面，如上与下、左与右、天与地、动与静、出与入、升与降、昼与夜、明与暗、寒与热、水与火等等。阴阳双方既是对立的，又是统一的，统一是对立的结果。

阴阳互根互用，是指一切事物或现象中相互对立着的阴阳两个方面，具有相互依存，相互为用的关系。即阴和阳任何一方都不能脱离另一方而单独存在，每一方都以相对的另一方的存在作为自己存在的前提和条件，且阴阳双方可以相互资生、相互促进。如上为阳，下为阴，没有上也就无所谓下，没有下也就无所谓上。热为阳，寒为阴，没有热也就无所谓寒，没有寒也就无所谓热等等。所以说阳依存于阴，阴依存于阳。中医学把阴阳的这种相互依存关系，称之为“互根”。如王冰注《素问·生气通天论》说：“阳气根于阴，阴气根于阳，无阴则阳无以生，无阳则阴无以化。”

阴阳互藏，是指相互对立的阴阳双方中的任何一方都包含着另一方，即阴中有阳，阳中有阴。宇宙中的任何事物都含有阴与阳两种属性不同的成分，属阳的事物含有阴性成分，属阴的事物也寓有属阳的成分。如明代张介宾的《类经·运气类》说：“天本阳也，然阳中有阴；地本阴也，然阴中有阳，此阴阳互藏之道。”

阴阳消长，是指对立互根的阴阳双方不是一成不变的，而是处于不断增长和消减的变化之中。阴阳双方在彼此消长的运动过程中保持着动态平衡。阴阳消长是阴阳运动变化的一种形式，而导致阴阳出现消长变化的根本原因在于阴阳之间存在着的对立制约与互根互用的关系。由阴阳对立制约关系导致的阴阳消长变化主要表现为阴阳的互为消长，或表现为阴长阳消，或表现为阳长阴消；由阴阳互根互用关系导致的阴阳消长变化主要表现为阴阳的皆消皆长，或表现为此长彼亦长，或表现为此消彼亦消。

阴阳转化，指事物的总体属性，在一定条件下可以向其相反的方向转化，即属阳的事物可以转化为属阴的事物，属阴的事物可以转化为属阳的事物。例如一年四季气候的变化，属阳的夏天可以转化为属阴的冬天，属阴的冬天又可以转化成属阳的夏天。阴阳转化是阴阳运动的又一基本形式。阴阳双方的消长运动发展到一定阶段，事物内部阴与阳的比例出现了颠倒，则该事物的属性即发生转化。因此，在事物的发展过程中，如果说阴阳消长是一个量变的过程，则阴阳转化则是在量变基础上的质变。

阴阳自和，是指阴阳双方自动维持和自动恢复其协调平衡状态的能力和趋势。对生命体来说，阴阳自和是生命体内的阴阳二气在生理状态下的自我协调和在病理状态下的自我恢复平衡的能力。

二、五行学说

五行学说，是研究木、火、土、金、水五行的概念、特性、生克制化、乘侮规律，并用以阐释宇宙万物的发生、发展、变化及相互关系的一种古代哲学思想，属于中国古代唯物论和辩证法范畴。五行学说认为，宇宙间的一切事物都是由木、火、土、金、水五种基本物质所构成的，自然界各种事物和现象的发展变化，都是这五种物质不断运动和相互作用的结果。

1. 五行的基本概念

五行，即木、火、土、金、水五种物质及其运动变化。五行中的“五”，指由宇宙本原之气分化的构成宇宙万物的木、火、土、金、水五种基本物质；“行”，指这五种物质的运动变化。但若从其方法论的角度来看，五行已超越了其物质性的概念，衍化为归纳宇宙万物并阐释其相互关系的五种基本属性。

《尚书》对五行的特性从哲学高度作了抽象概括，指出：“水曰润下，火曰炎上，木曰曲直，金曰从革，土爰稼穑。”此时的五行，已从木、火、土、金、水五种具体物质中抽象出来，上升为哲学的理性概念。古人运用抽象出来的五行特性，采用取象比类和推演络绎的方法，将自然界中的各种事物和现象分归为五类，并以五行“相生”、“相克”的关系来解释各种事物和现象发生、发展、变化的规律。因此，五行学说是以木、火、土、金、水五种物质的特性及其相生、相克规律来认识世界、解释世界和探求宇宙变化规律的一种世界观和方法论。

中医学把五行学说应用于医学领域，以五行学说来阐释人体局部与局部、局部与整体、体表与内脏的有机联系以及人体与外在环境的统一。五行学说作为一种思维方法贯穿于中医学理论体系的各个方面，用以说明人体的生理病理，并指导疾病的诊断和治疗，成为中医学理论体系的重要组成部分。

2.事物和现象的五行归类

五行学说依据五行各自的特性，对自然界的各种事物和现象进行归类，从而构建了五行系统。事物和现象五行归类的方法，主要有取象比类法和推演络绎法两种。

中医学在天人相应思想指导下，以五行为中心，以空间结构的五方，时间结构的五季，人体结构的五脏为基本框架，将自然界的各种事物和现象以及人体的生理病理现象，按其属性进行归纳，从而将人体的生命活动与自然界的事物或现象联系起来，形成了联系人体内外环境的五行结构系统，用以说明人体以及人与自然环境的统一。

事物属性的五行归类表

自然界							五行	人体						
五音	五味	五色	五化	五气	五方	五季		五脏	五腑	五官	形体	情志	五声	变动
角	酸	青	生	风	东	春	木	肝	胆	目	筋	怒	呼	握
徵	苦	赤	长	暑	南	夏	火	心	小肠	舌	脉	喜	笑	忧
宫	甘	黄	化	湿	中	长夏	土	脾	胃	口	肉	思	歌	哕
商	辛	白	收	燥	西	秋	金	肺	大肠	鼻	皮	悲	哭	咳
羽	咸	黑	藏	寒	北	冬	水	肾	膀胱	耳	骨	恐	呻	栗

3. 五行学说的基本内容

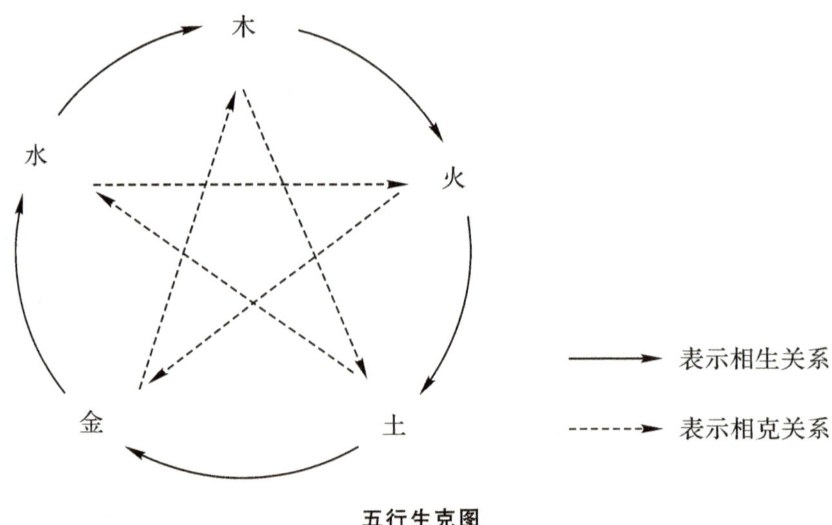

五行生克图

五行相生，是指木、火、土、金、水之间存在着有序的递相资生、助长和促进的关系。五行相生次序是：木生火，火生土，土生金，金生水，水生木。在五行相生关系中，任何一行都具有“生我”和“我生”两方面的关系。《难经》将此关系比喻为母子关系：“生我”者为母，“我生”者为子。以火为例，由于木生火，故“生我”者为木，木为火之“母”；由于火生土，故“我生”者为土，土为火之“子”。木与火是母子关系，火与土也是母子关系。

五行相克，是指木、火、土、金、水之间存在着有序的递相克制、制约的关系。五行相克次序是：木克土、土克水、水克火、火克金、金克木。在五行相克关系中，任何一行都具有“克我”和“我克”两方面的关系。《内经》把相克关系称为“所胜”、“所不胜”关系：“克我”者为“所不胜”，“我克”者为“所胜”。以木为例，由于木克土，故“我克”者为土，土为木之“所胜”；由于金克木，故“克我”者为金，金为木之“所不胜”。

五行制化，是指五行之间既相互资生，又相互制约，维持平衡协调，推动事物间稳定有序的变化与发展。五行制化，源于《素问·六微旨大论》“亢则害，承乃制，制则生化”之论，属五行相生与相克相结合的自我调节。五行制化的规律是：五行中一行亢盛时，必然随之有制约，以防止亢而为害。即在相生中有克制，在克制中求发展。具体地说，即木生火，火生土，而木又克土；火生土，土生金，而火又克金；土生金，金生水，而土又克水；金生水，水生木，而金又克木；水生木，木生火，而水又克火。如此循环往复。

第二节 精气血津液神

精、气、血、津液是人体脏腑经络、形体官窍进行生理活动的物质基础，是构成人体和维持人体生命活动的基本物质。而这些物质的生成及其在体内的代谢，又都依赖于脏腑、经络、形体、官窍的正常生理活动才得以进行。神是人体生命活动的主宰及其外在总体表现的统称。神的产生以精、气、血、津液作为物质基础，是脏腑精气运动变化和相互作用的结果。神不仅是脏腑生理功能的综合反映，而且对脏腑精气及其生理活动有着主宰和调节作用。

一、精

1. 人体之精的基本概念

精，是由禀受于父母的生命物质与后天水谷精微相融合而形成的一种精华物质，是人体生命的本原，是构成人体和维持人体生命活动的最基本物质。如《素问·金匮真言论》说："夫精者，身之本也。"精一般呈液态贮藏于脏腑之中或流动于脏腑之间。如《灵枢·本神》说："是故五脏者，主藏精。"

2. 人体之精的分类

精，按其来源，可分为先天之精和后天之精；言其分布部位，则有各脏腑之精；以其特殊功能，则有生殖之精。因此，精(一身之精)由先天之精和后天之精相融合而成，分藏于各脏腑，则为脏腑之精；施泄以繁衍生命，则为生殖之精。

3. 人体之精的功能

(1)繁衍生命

由先天之精与后天之精合化而生成的生殖之精，具有繁衍生命的作用。由于具有遗传功能的先天之精主要藏于肾，并且五脏六腑之精都可资助藏于肾的先天之精，故生殖之精实由肾精化生。

(2)濡养

精能滋润濡养人体各脏腑形体官窍。先天之精与后天之精充盛，则脏腑之精充盈，肾精也充盛，因而全身脏腑组织官窍得到精的充养，各种生理机能得以正常发挥。若先天禀赋不足，或后天之精化生有碍，则肾精亏虚，五脏之精也衰，失去濡养作用，脏腑组织官窍得不到精的濡养和支持，其功能则不能正常发挥，甚至衰败。

(3)化血

精可以转化为血，是血液生成的来源之一。肾精充盈，则肝有所养，血有所充。故精足则血旺，精亏则血虚。

(4)化气

精可以化生为气。《素问·阴阳应象大论》说："精化为气。"

(5)化神

精能化神，精是神化生的物质基础。神是人体生命活动的外在总体表现，它的产生离不开精这一基本物质。《素问·刺法论》说："精气不散，神守不分。"只有积精，才能全神，这是生命存在的根本保证。反之，精亏则神疲，精亡则神散，生命休矣。

二、气

1.人体之气的基本概念

气是人体内活力很强运行不息的极精微物质，是构成人体和维持人体生命活动的基本物质之一。气运行不息，推动和调控着人体内的新陈代谢，维系着人体的生命进程。气的运动停止，则意味着生命的终止。

中医学气的概念，可能源于古人对人体生命现象的观察。古人通过对人体自身某些显而易见且至关重要的生命现象，如呼吸时气的出入、活动时随汗而出的蒸蒸热气等的观察，产生了对气的朴素而直观的认识，通过在朴素认识逐渐积累的基础上进行推测、联想、抽象和纯化，逐渐形成了人体之气是人体中的能流动的细微物质的概念。

2. 人体之气的生成

人体之气来源于先天之精所化生的先天之气(即元气)、水谷之精所化生的水谷之气和自然界的清气，后两者又合称为后天之气(即宗气)，三者结合而成一身之气，《内经》称为“人气”。

从气的来源得知，人体之气的充足与否有赖于全身各个脏腑的综合协调作用，其中与肾、脾胃和肺的生理功能尤为密切相关。

(1)肾为生气之根

肾藏先天之精，并受后天之精的充养。先天之精是肾精的主体成分，先天之精所化生的先天之气(即元气)，是人体之气的根本。

(2)脾胃为生气之源

脾主运化，胃主受纳，两者共同完成对饮食水谷的消化吸收。脾气升转，将水谷之精上输心肺，化为血与津液。水谷之精及其化生的血与津液，皆可化气，统称为水谷之气，布散全身脏腑经脉，成为人体之气的主要来源，所以称脾胃为生气之源。

(3)肺为生气之主

肺主气，主司宗气的生成，在气的生成过程中占有重要地位。一方面，肺主呼吸之气，通过吸清呼浊的呼吸功能，将自然界的清气源源不断地吸入人体内，同时不断地呼出浊气，保证了体内之气的生成及代谢。另一方面，肺将吸入的清气与脾气上输水谷精微所化生的水谷之气二者结合起来，生成宗气。宗气积于胸中，上走息道行呼吸，贯注心脉行血气，下蓄丹田资元气。

3. 气机与气化

气的运动称作气机。气的运动形式可归纳为升、降、出、入四种基本形式。所谓升，是指气自下而上的运行；降，是指气自上而下的运行；出，是指气由内向外的运行；入，是指气自外向内的运行。例如呼吸，呼出浊气是出，吸入清气是入。而呼气是由肺向上经喉、鼻而排出体外，既是出，又是升；吸气是气流向下经鼻、喉而内入肺脏，既是入，也是降。

气机的升降出入，对于人体的生命活动至关重要。人体脏腑、经络、形体、官窍的生理活动必须依靠气的运动才得以完成。同时，人与自然环境之间的联系和适应，也离不开气的升降出入运动。气的升降出入运动是人体生命活动的根本，气的升降出入运动一旦停息，也就意味着生命活动的终止。故《素问·六微旨大论》说：

“出入废则神机化灭，升降息则气立孤危。故非出入，则无以生长壮老已；非升降，则无以生长化收藏。是以升降出入，无器不有。”

当气的运动出现异常变化，升降出入之间失去协调平衡时，概称为“气机失调”。由于气的运动形式是多种多样的，所以气机失调也有多种表现。例如：气的运行受阻而不畅通时，称作“气机不畅”；受阻较甚，局部阻滞不通时，称作“气滞”；气的上升太过或下降不及时，称作“气逆”；气的上升不及或下降太过时，称作“气陷”；气的外出太过而不能内守时，称作“气脱”；气不能外达而郁结闭塞于内时，称作“气闭”。掌握这些运动失常的状态和机理，将有利于确立多种“气机失调”病变的治疗法则。

气的运动而产生的各种变化称为气化。在中医学中，气化实际上是指由人体之气的运动而引起的精气血津液等物质与能量的新陈代谢过程，是生命最基本的特征之一。《素问·阴阳应象大论》所说：“味归形，形归气；气归精，精归化；精食气，形食味；化生精，气生形……精化为气”，就是气化过程的简要概括。

气机和气化的关系：气机是气化的根本，气化是气机的体现。气的升降出入运动以及气的阴阳双方之间相互作用，是气化过程发生和赖以进行的前提与条件。气化过程中寓有气的升降出入运动，气的各种运动形式正是从气化过程中而得以体现出来的。气的运动及其所维持的气化过程永恒存在，分之为二，合之为一，不可间断，存在于生命过程的始终。

4. 人体之气的功能

(1)推动作用与调控

气是活力很强的精微物质，能激发和促进人体的生长发育及各脏腑经络的生理功能。因此，人体的生长发育、脏腑经络的生理活动、精血津液的生成及运行输布等等都要依靠气的推动作用。若气的推动作用减弱，则会出现精的化生不足及其施泄障碍、血液和津液的生成不足及其运行输布迟缓等病理变化。

人体内部各种功能活动之间要取得协调平衡，气的调控作用是十分重要的。气一方面发挥推动、兴奋、升发的作用，另一方面也发挥宁静、抑制、肃降的作用。若以“气分阴阳”的观点来看，前者属阳气的作用，后者属阴气的作用。阴阳二气的功能协调则维持着生命活动的稳定有序，既无太过，也无不及。

(2)温煦与凉润作用

气的温煦作用，是指气可以通过气化产生热量，使人体温暖，消除寒冷。发挥温煦作用的气是人身之阳气。若阳气不足，产热过少，则可见虚寒性病变，表现为畏寒喜暖，四肢不温，体温低下，脏腑生理活动减弱，精血津液代谢减弱、运行迟缓等。

发挥凉润作用的气是人身之阴气。阴气具有寒凉、柔润、制热的特性。体温的恒定、脏腑机能的稳定发挥及精血津液的有序的运行输布代谢，是阴阳二气的温煦与凉润作用对立统一的结果。若阴气的凉润作用减退，可出现低热、盗汗、五心烦热、脉细数等脏腑机能亢奋、精血津液代谢加快的虚热性病变。

(3)防御作用

气既能护卫肌表，防御外邪入侵，同时也可以驱除侵入人体内的病邪。《素问·刺法论》说："正气存内，邪不可干。"说明气的防御功能正常，则邪气不易入侵。

(4)固摄作用

固摄作用，是指气对于体内血、津液、精等液态物质的固护、统摄和控制作用，从而防止这些物质无故流失，保证它们在体内发挥正常的生理功能。若气的固摄作用减弱，则有可能导致体内液态物质的大量丢失。例如，气不摄血，可以引起各种出血；气不摄津，可以引起自汗、多尿、小便失禁、流涎、呕吐清水、泄泻滑脱等等；气不固精，可以引起遗精、滑精、早泄等病。

5. 人体之气的分类

根据气生成来源、分布部位及功能特点的不同，人体之气又有着各自不同的名称。虽然气的名称很多，但可以从下面三个层次进行分类。

(1)人身之气

人身之气，即一身之气，简称"人气"或"气"，是构成人体各脏腑组织，并运行于全身的极细精微物质。它是由先天之精所化生之气、水谷之精所化生之气及吸入的自然界清气三者相融合而生成。

(2)元气、宗气、营气、卫气

元气，又名原气、真气，是人体最根本、最重要的气，主要由肾藏的先天之精所化生，通过三焦而流行于全身，是人体生命活动的原动力。元气的生理功能主要有两个方面，一是推动和调节人体的生长发育和生殖机能，二是推动和调控各脏腑、经络、形体、官窍的生理活动。

宗气是由谷气与自然界清气相结合而积聚于胸中的气，属后天之气的范畴。宗气的生成直接关系到一身之气的盛衰。宗气在胸中积聚之处，《灵枢·五味》称为“气海”，又名为膻中。宗气的生理功能主要有行呼吸、行血气和资先天三个方面。

营气是行于脉中而具有营养作用的气。因其富有营养，在脉中营运不休，故称之为营气。营气来源于脾胃运化的水谷精微。水谷之精化为水谷之气，其中由精华部分所化生的为营气，并进入脉中运行全身。《素问·痹论》说：“营者，水谷之精气也。和调于五脏，洒陈于六腑，乃能入于脉也。故循脉上下，贯五脏，络六腑也。”营气的生理功能有化生血液和营养全身两个方面。

卫气是行于脉外而具有保卫作用的气。因其有卫护人体，避免外邪入侵的作用，故称之为卫气。卫气与营气相对而言属于阳，故又称为“卫阳”。卫气来源于脾胃运化的水谷精微。水谷之精化为水谷之气，其中慓悍滑利部分化生为卫气。《素问·痹论》说：“卫者，水谷之悍气也。其气慓疾滑利，不能入于脉也。故循皮肤之中，分肉之间，熏于肓膜，散于胸腹。”卫气由水谷之精化生，运行于脉外，不受脉道的约束，外而皮肤肌腠，内而胸腹脏腑，布散全身。卫气有防御外邪、温养全身和调控腠理的生理功能。

营气与卫气，既有联系，又有区别。营气与卫气都来源于水谷之精微，均由脾胃所化生。虽然来源相同，但是营气性质精纯，富有营养，卫气性质慓疾滑利，易于流行；营气行于脉中，卫气行于脉外；营气有化生血液和营养全身的功能，卫气有防卫、温养和调控腠理的功能。可见营卫二气在性质、分布、功能上均有一定区别。概而言之，即营属阴，卫属阳。由于机体内部的阴阳双方必须相互协调，故营卫和调才能维持正常的体温和汗液分泌，人体才能有旺盛的抗邪力量和脏腑的正常生理活动。若营卫二者失和，则可能出现恶寒发热、无汗或汗多，“昼不精夜不瞑”，以及抗病能力低下而易于感冒等。

(3)脏腑之气、经络之气

脏腑之气和经络之气是全身之气的一个部分，一身之气分布到某一脏腑或某一经络，即成为某一脏腑或某一经络之气。这些气是构成各脏腑、经络的基本物质，又是推动和调控各脏腑、经络进行生理活动的基本物质。

三、血

血是循行于脉中而富有营养的红色液态物质，是构成人体和维持人体生命活动的基本物质之一。脉是血液运行的管道，血液在脉中循行于全身，所以又将脉称为“血府”。

水谷精微和肾精是血液化生的基础。它们在脾胃、心、肺、肾等脏腑的共同作用下，经过一系列气化过程，而得以化生为血液。血液运行于脉道之中，循环不已，流布全身，才能保证其营养全身生理功能的发挥。血液的正常运行受着多种因素的影响，同时也是多个脏腑功能共同作用的结果。心主血脉，心气推动血液在脉中运行全身。心气的充足与推动功能的正常与否在血液循行中起着主导作用。肺朝百脉，主治节，辅助心脏主管全身血脉。肝主疏泄，调畅气机，是保证血行通畅的一个重要环节。肝有贮藏血液和调节血量的功能，可以根据人体各个部位的生理需要，在肝气疏泄功能的协调下，调节脉道中循环的血量。脾主统血，脾气健旺则能控摄血液在脉中运行，防止血逸脉外。

血主要具有濡养和化神两个方面的功能。血液由水谷精微所化生，含有人体所需的丰富的营养物质。血在脉中循行，内至五脏六腑，外达皮肉筋骨，不断地对全身各脏腑组织器官起着濡养和滋润作用，以维持各脏腑组织器官发挥生理功能，保证了人体生命活动的正常进行。《难经·二十二难》载“血主濡之”。《素问·五藏生成》具体指出：“肝受血而能视，足受血而能步，掌受血而能握，指受血而能摄。”此外，血是机体精神活动的主要物质基础，《素问·八正神明论》说：“血气者，人之神，不可不谨养。”人体的精神活动必须得到血液的营养，只有物质基础的充盛，才能产生充沛而舒畅的精神情志活动。

四、津液

津液，是机体一切正常水液的总称，包括各脏腑形体官窍的内在液体及其正常的分泌物。津液是构成人体和维持生命活动的基本物质之一。

津液是津和液的总称。由于津和液二者之间在性状、分布和功能上有所不同，所以从概念上应将二者加以区别。《灵枢·决气》说："腠理发泄，汗出溱溱，是谓津。……谷入气满，淖泽注于骨，骨属屈伸，泄泽补益脑髓，皮肤润泽，是谓液。"津液中，质地较清稀，流动性较大，布散于体表皮肤、肌肉和孔窍，并能渗入血脉之内，起滋润作用的，称为津；质地较浓稠，流动性较小，灌注于骨节、脏腑、脑、髓等，起濡养作用的，称为液。津与液的区别主要用于临床对津液损耗而出现"伤津"、"脱液"病理变化的分辨。但在一般情况下，由于津液二者同属一类物质，且可以互补转化，故津和液常同时并称，不作严格区分。

津液来源于饮食水谷，通过脾胃的运化及有关脏腑的生理功能而生成。津液在体内的输布主要依赖于肾气的蒸化和调控、脾气的运化、肺气的宣降、肝气的疏泄和三焦的通利。津液的正常输布是多个脏腑生理功能密切协调、相互配合的结果，是人体生理活动的综合体现。津液的排泄主要通过排出尿液和汗液来完成。除此之外，呼气和粪便也会带走一些津液。因此，津液的排泄主要与肾、肺、脾的生理功能有关。由于尿液是津液排泄的最主要途径，因此肾脏的生理功能在津液排泄中的地位最为重要。

津液的生理功能主要有滋润濡养和充养血脉的作用。津液中含有营养物质，又有着丰富的濡养作用。布散于体表的津液能滋润皮毛肌肉，渗入体内的能濡养脏腑，输注于孔窍的能滋润鼻、目、口、耳等官窍，渗注骨、脊、脑的能充养骨髓、脊髓、脑髓，流入关节的能滋润骨节屈伸等等。另外，津液入脉，是血液的重要组成部分。由于津液和血液都是水谷精微所化生，二者之间又可以互相渗透转化，故有“津血同源”之说。另外，津液的代谢对调节机体内外环境的阴阳相对平衡起着十分重要的作用。

五、神

神是人体生命活动的主宰及其外在总体表现的统称。神的内涵是广泛的，既是一切生理活动、心理活动的主宰，又包括了生命活动外在的体现，其中又将意识、思维、情感等神情活动归纳为狭义之神的范畴。

精气血津液是化神养神的基本物质。神的产生，不仅与这些精微物质的充盛及相关脏腑机能的发挥有关，而且与脏腑精气对外界刺激的应答反应密切相关。

神是生命活动的主宰，又是生命活动的总体现，对人体生命活动具有重要的调节作用。神具有调节精气血津液的代谢、调节脏腑的生理功能、主宰人体生命活动的生理功能。

第三节　藏　象

藏象，也作“脏象”，是指藏于体内的内脏及其表现于外的生理病理征象及与自然界相通应的事物和现象。中医学既通过解剖分析的直接观察方法认识脏腑的形态和功能，又运用哲学思维，以整体观察的方法认识脏腑的生命活动规律，并以脏腑精气的贮藏、运动和代谢来解说脏腑机能。因此，中医学的脏腑，不仅仅是形态学结构的脏器，而是在其形态学结构的基础上，赋予了某些特殊机能的生理病理学系统。

脏腑分为脏、腑和奇恒之腑三类。脏有五，即心、肺、脾、肝、肾，合称五脏（在经络学说中，心包亦作为脏，故又称“六脏”）。腑有六，即胆、胃、小肠、大肠、膀胱、三焦，合称六腑。奇恒之腑亦有六，即脑、髓、骨、脉、胆、女子胞。

中医学以生理功能特点的不同作为区分脏与腑的主要依据。五脏共同的生理特点是化生和贮藏精气，六腑共同的生理特点是受盛和传化水谷。如《素问·五藏别论》说：“所谓五脏者，藏精气而不泻也，故满而不能实；六腑者，传化物而不藏，故实而不能满也。”所谓“满而不实”、“实而不满”，是强调五脏的精气宜保持充满，但必须流通布散而不应呆滞；六腑内应有水谷食物，但必须不断传导变化，以保持虚实更替永不塞满的状态。奇恒之腑在形态上中空有腔与六腑相类，功能上贮藏精气与五脏相同，与五脏和六腑都有明显区别，故称之。

一、五脏

五脏，即心、肺、脾、肝、肾的合称。五脏的共同生理特点是化生和贮藏精气。

1. 心

心为五脏之一，位于胸中，两肺之间，膈膜之上，外有心包卫护。其形圆而下尖，如未开的莲花。心是可接受外界客观事物并做出反应，进行心理、意识和思维活动的脏器。

(1)心的生理功能

心主血脉，即指心气推动和调控血液在脉管中运行，流注全身，发挥营养和滋润作用。心、脉、血三者密切相连，构成一个血液循环系统。心主血脉包括心主血和主脉两个方面。①心主血，是心气能推动血液运行，输送营养物质于全身脏腑形体官窍。人体各脏腑器官、四肢百骸、肌肉皮毛以及心脉自身，皆有赖于血液的濡养，才能发挥其正常的生理功能，以维持生命活动。心主血的另一内涵是心有生血的作用，即所谓“奉心化赤”。主要指饮食水谷经脾胃之气的运化生成为水谷之精，水谷之精再化为营气和津液，营气和津液入脉，经心火(即心阳)的作用，化为赤色血液，可见，心有总司一身血液的运行及生成的作用。②心主脉，是指心气推动和调控心脏的搏动和脉管的舒缩，使脉道通利，血流通畅。脉为血之府，是容纳和运输血液的通道。故《灵枢·决气》说：“壅遏营气，令无所避，是谓脉。”血液能正常运行，发挥其濡养作用，除心气充沛外，还有赖于血液的充盈和脉道的通利。血液在脉中正常运行，必须以心气充沛，血液充盈，脉管通利为基本条件。心脏的正常搏动，对血液循环系统生理功能的正常发挥起着主导作用，故说“心主身之血脉”。

心藏神，又称主神明或主神志，是指心有统帅全身脏腑、经络、形体、官窍的生理活动和主司精神、意识、思维、情志等心理活动的功能。故《素问·灵兰秘典论》说：“心者，君主之官也，神明出焉。”人体的脏腑、经络、形体、官窍，各有不同的生理功能，但它们都必须在心神的主宰和调节下，分工合作，共同完成整体生命活动。由于心所藏之神有如此重要的作用，故称心为“五脏六腑之大主”(《灵枢·邪客》)。同时，心为神明之脏，主宰精神意识思维及情志活动，如《灵枢·本神》说：“所以任物者为之心”。

心的主血脉与藏神功能是密切相关的。血是神志活动的物质基础之一，《灵枢·营卫生会》说："血者，神气也。"心血充足则能化神养神而使心神灵敏不惑，而心神清明，则能驭气以调控心血的运行，濡养全身脏腑形体官窍及心脉自身。

(2)与形、窍、志、液、时的关系

心在体合脉，是指全身的血脉统属于心，由心主司。其华在面，是指心脏精气的盛衰，可从面部的色泽表现出来。"有诸内，必形诸外"，内在脏腑精气的盛衰及其机能的强弱，可显露于外在相应的体表组织器官。心气旺盛，血脉充盈，则面部红润光泽。

心在窍为舌，又称心开窍于舌，是指心之精气盛衰及其功能常变可从舌的变化得以反映。因而观察舌的变化可以了解心的主血脉及藏神功能是否正常。

心在志为喜，是指心的生理功能与喜志有关。《素问·阴阳应象大论》说："在脏为心，在志为喜。"喜乐愉悦有益于心主血脉的功能，所以《素问·举痛论》说："喜则气和志达，营卫通利。"但喜乐过度则可使心神受伤，如《灵枢·本神》说："喜乐者，神惮散而不藏。"

心在液为汗。汗是五液之一，是津液通过阳气的蒸化后，经汗孔排于体表的液体，如《素问·阴阳别论》说："阳加于阴谓之汗。"心在液为汗，是指心精、心血为汗液化生之源，《素问·五藏生成》有"五脏化液，心为汗"之说。

心与夏气相通应，是因为自然界在夏季以炎热为主，在人体则心为火脏而阳气最盛，同气相求，故夏季与心相应。

2.肺

肺位于胸腔，左右各一，覆盖于心之上。肺有分叶，左二右三，共五叶。肺经肺系（指气管、支气管等）与喉、鼻相连，故称喉为肺之门户，鼻为肺之外窍。

（1）主要生理功能

肺主气司呼吸，是指肺是气体交换的场所。通过肺的呼吸作用，不断吸进清气，排出浊气，吐故纳新，实现机体与外界环境之间的气体交换，以维持人体的生命活动。肺主呼吸的功能，实际上是肺气的宣发与肃降作用在气体交换过程中的具体表现，如肺气宣发，浊气得以呼出；肺气肃降，清气得以吸入。

肺主一身之气，是指肺有主司一身之气的生成和运行的作用。《素问·六节藏象论》说："肺者，气之本。"肺主一身之气的生成，体现于宗气的生成。一身之气主要由先天之气和后天之气构成。宗气属后天之气，由肺吸入的自然界清气，与脾胃运化的水谷之精所化生的谷气相结合而生成。宗气在肺中生成，积存于胸中"气海"，上走息道出喉咙以促进肺的呼吸。宗气是一身之气的重要组成部分，宗气的生成关系着一身之气的盛衰，因而肺的呼吸功能健全与否，不仅影响着宗气的生成，也影响着一身之气的盛衰。肺主一身之气的运行，体现在对全身气体的调节作用。肺有节律的呼吸，对全身之气的升降出入起着重要的调节作用。

肺主行水，是指肺气的宣发肃降作用推动和调节全身水液的输布和排泄，《素问·经脉别论》称作“通调水道”。肺主行水的内涵主要有两个方面：一是通过肺气的宣发作用，将脾气转输至肺的水液和水谷之精中的较轻清部分，向上向外布散，上至头面诸窍，外达全身皮毛肌腠以濡润之；输送到皮毛肌腠的水液在卫气的推动作用下化为汗液，并在卫气的调节作用下有节制地排出体外。二是通过肺气的肃降作用，将脾气转输至肺的水液和水谷精微中的较稠厚部分，向内向下输送到其他脏腑以濡润之，并将脏腑代谢所产生的浊液(废水)下输至肾(或膀胱)，成为尿液生成之源。肺以其气的宣发与肃降作用输布水液，故说“肺主行水”。又因为肺为华盖，在五脏六腑中位置最高，参与调节全身的水液代谢，故清代汪昂《医方集解》称“肺为水之上源”。

肺朝百脉，主治节。肺朝百脉，是指全身的血液都通过百脉流经于肺，经肺的呼吸，进行体内外清浊之气的交换，然后再通过肺气宣降作用，将富有清气的血液通过百脉输送到全身。肺主治节，是指肺气具有治理调节肺之呼吸及全身之气、血、水的作用。《素问·灵兰秘典论》说：“肺者，相傅之官，治节出焉。”肺主治节的生理作用主要表现在四个方面：治理调节呼吸运动，调理全身气机，治理调节血液的运行，治理调节津液代谢。肺主治节，是对肺的主要生理功能的高度概括。

(2)与形、窍、志、液、时的关系

肺在体合皮，其华在毛。皮毛，包括皮肤、汗腺、毫毛等组织，是一身之表。它们依赖于卫气和津液的温养和润泽，具有防御外邪，调节津液代谢，调节体温和辅助呼吸的作用。肺与皮毛相合，是指肺与皮毛的相互为用关系。

肺在窍为鼻。鼻为呼吸之气出入的通道，与肺直接相连，所以称鼻为肺之窍。鼻为呼吸道之最上端，通过肺系（喉咙、气管等）与肺相连，具有主通气和主嗅觉的功能。鼻的通气和嗅觉功能，都必须依赖肺气的宣发作用。

肺在志为忧（悲）。悲忧皆为人体正常的情绪变化或情感反映，由肺精、肺气所化生，是肺精、肺气生理功能的表现形式。过度悲哀或过度忧伤，则属不良的情志变化，对人体的影响主要是损伤肺精、肺气，或导致肺气的宣降运动失调。《素问·举痛论》说："悲则气消"。悲伤过度，可出现呼吸气短等肺气不足的现象。

肺在液为涕。涕，即鼻涕，为鼻黏膜的分泌液，有润泽鼻窍的作用。鼻涕由肺精所化，由肺气的宣发作用布散于鼻窍，故《素问·宣明五气》说："五脏化液……肺为涕"。

肺气通于秋。肺与秋同属于五行之金。时令至秋，暑去而凉生，草木皆凋。人体肺脏主清肃下行，为阳中之阴，同气相求，故与秋气相应。

3. 脾

脾位于中焦，在膈之下，胃的左方。《素问·太阴阳明论》

说："脾与胃以膜相连"。

(1)主要生理功能

脾主运化，是指脾具有把饮食水谷转化为水谷精微(即谷精)和津液(即水精)，并把水谷精微和津液吸收、转输到全身各脏腑的生理功能。这是整个食物代谢过程中的中心环节，也是后天维持人体生命活动的主要生理机能，包括运化食物和运化水液两个方面的生理过程。

脾主统血，是指脾气有统摄、控制血液在脉中正常运行而不逸出脉外的功能。明·薛己《薛氏医案》明确提出："心主血，肝藏血，脾能统摄于血。"脾气统摄血液的功能，实际上是气的固摄作用的体现。脾气健旺，运化正常，气生有源，气足而固摄作用健全，血液则循脉运行而不逸出脉外。若脾气虚弱，运化无力，气生无源，气衰而固摄功能减退，血液失去统摄而导致出血。

(2)与形、窍、志、液、时的关系

脾在体合肉，是指脾气的运化功能与肌肉的壮实及其功能发挥之间有着密切的联系。全身的肌肉，都有赖于脾胃运化的水谷精微及津液的营养滋润，才能壮实丰满，并发挥其收缩运动的功能。四肢与躯干相对而言，是人体之末，故又称"四末"。人体的四肢，同样需要脾胃运化的水谷精微及津液的营养和滋润，以维持其正常的生理活动，故称"脾主四肢"。

脾开窍于口，是指人的食欲、口味与脾的运化功能密切相关。

脾的经脉“连舌本，散舌下”，舌又主司味觉，所以，食欲和口味都可反映脾的运化功能是否正常。

脾之华在唇，是指口唇的色泽可以反映脾气功能的盛衰。《灵枢·五阅五使》说：“口唇者，脾之官也。”脾气健旺，气血充足，则口唇红润光泽；脾失健运，则气血衰少，口唇淡白不泽。

脾在志为思，是指脾的生理功能与思志相关。思虽为脾志，但亦与心神有关，故有“思出于心，而脾应之”之说。思虑太过，最易妨碍脾气的运化功能，致使脾胃之气结滞，脾气不能升清，胃气不能降浊，因而出现不思饮食、脘腹胀闷、头目眩晕等症。

脾在液为涎。涎为口津，即唾液中较清稀的部分，由脾精、脾气化生并转输布散，故说“脾在液为涎”。

脾与四时之外的“长夏”（即夏至至处暑的这段时间）相通应。长夏之季，气候炎热，雨水较多，天阳下迫，地气上腾，湿为热蒸，蕴酿生化，万物华实，合于土生万物之象。而人体的脾主运化，化生精气血津液，以奉生身，类于“土爱稼穑”之理，故脾与长夏，同气相求而相通应。此外，又有“脾主四时”之说。如《素问·太阴阳明论》说：“脾者土也，治中央，常以四时长四脏，各十八日寄治，不得独主于时也。”提出脾主四季之末的各十八日，表明四时之中皆有土气，而脾不独主一时。人体生命活动的维持，依赖脾胃所化生的水谷精微和津液的充养。脾气的运化功能正常，则五脏得养，功能正常发挥，人体康健，不易得病，有病也易于康复。这即是脾主四时的意义所在。

4.肝

肝位于腹腔，横膈之下，右胁之内。

(1)主要生理功能

肝主疏泄，是指肝气具有疏通、畅达全身气机，进而促进精血津液的运行输布、脾胃之气的升降、胆汁的分泌排泄以及情志的舒畅等作用。肝气的疏泄作用，使全身气机调畅，脏腑经络之气的运行通畅无阻。机体脏腑、经络、形体、官窍的机能活动，全赖于气的升降出入运动。由于肝气的生理特点是主升、主动，这对于全身气机的疏通、畅达，是一个重要的因素。

肝藏血，是指肝脏具有贮藏血液、调节血量和防止出血的功能。肝藏血有涵养肝气、调节血量、濡养肝及筋目、为经血之源、防止出血等生理意义。

肝主疏泄，其用属阳，又主藏血，其体属阴，故有“肝体阴而用阳”之说。疏泄与藏血之间有着密切的关系，如《血证论·脏腑病机论》说：“肝属木，木气冲和调达，不致遏郁，则血脉得畅。”肝的疏泄功能和藏血功能是相辅相成、相互为用的。肝主疏泄关系到人体气机的调畅，肝主藏血关系到血液的贮藏和调节，故二者密切的关系就体现为气与血的和调。

(2)与形、窍、志、液、时的关系

肝在体合筋，其华在爪。筋，即筋膜，包括肌腱和韧带，附着于骨而聚于关节，是连接关节、肌肉，主司关节运动的组织。正是由于筋的收缩、弛张，关节才能运动自如。肝血充足则筋力强健，运动灵活，能耐受疲劳，并能较快地解除疲劳，故称肝为“罢极之本”。爪，即爪甲，包括指甲和趾甲，乃筋之延续，所以有“爪为筋之余”之说。爪甲亦赖肝血的濡养，因而肝之精血的盛衰，可以影响到爪的荣枯，而观察爪甲的荣枯，又可以测知肝血充足与否。

肝在窍为目。目为视觉器官，具有视物功能，故又称“精明”。目的视物功能，依赖肝血之濡养和肝气之疏泄。肝的经脉上连目系，肝之精血气循此经脉上注于目，使其发挥视觉作用。

肝在志为怒。怒是人在情绪激动时的一种情志变化，由肝之精气所化，故说肝在志为怒。一般来说，怒志人人皆有，一定限度内的情绪发泄对维持机体的生理平衡有重要的意义，但大怒或郁怒不解，对于机体是一种不良的刺激，既可引起肝气郁结，气机不畅，精血津液运行输布障碍，痰饮瘀血及癥瘕积聚内生，又可致肝气上逆，血随气逆，发为出血或中风昏厥。

肝在液为泪。泪由肝精肝血所化，肝开窍于目，泪从目出。泪有濡润、保护眼睛的功能。

肝与春气相通应，是因为春季为一年之始，阳气始生，自然界生机勃发，一派欣欣向荣的景象。而在人体之肝则主疏泄，恶抑郁而喜条达，为“阴中之少阳”，故肝与春气相通应。

5. 肾

肾位于腰部脊柱两侧，左右各一。《素问·脉要精微论》说：

"腰者，肾之府。"

(1)主要生理功能

肾藏精，主生长发育生殖与脏腑气化。肾藏精，是指肾具有贮存、封藏精气的生理功能。精是构成人体和维持人体生命活动，促进人体生长发育和生殖的最基本物质。肾主生长发育和生殖，是肾精及其所化肾气的生理作用。人体的生长发育的生命过程及生殖能力，都取决于肾精及肾气的盛衰。人的生长发育情况，主要从"齿、骨、发"的变化体现出来。若肾精及肾气不足时，则表现为小儿生长发育不良，五迟(站迟、语迟、行迟、发迟、齿迟)，五软(头软、项软、手足软、肌肉软、口软)；在成人则为早衰。人的生殖机能主要是人体生殖器官的发育成熟和维持人体生殖机能。脏腑气化，是指由脏腑之气的升降出入运动推动和调控着各脏腑形体官窍的功能，进而推动和调控着机体精气血津液各自的新陈代谢及其与能量的相互转化的过程。肾精、肾气及其分化的肾阴、肾阳在推动和调控脏腑气化过程中起着极其重要的作用，为机体生命活动的根本，又称为"五脏阴阳之本"。

肾主水，是指肾气具有主司和调节全身水液代谢的功能。《素问·逆调论》说："肾者水藏，主津液。"水液的输布和排泄是一个十分复杂的生理过程。肾气对于水液代谢的主司和调节作用，主要体现在肾气对参与水液代谢脏腑的促进及肾气的生尿和排尿作用。《素问·水热穴论》说："肾者，胃之关也，关门不利，故聚水而从其类也，上下溢于皮肤，故为胕肿。”

肾主纳气，是指肾气有摄纳肺所吸入的自然界清气，保持吸气的深度，防止呼吸表浅的作用。人体的呼吸功能，由肺所主，其中呼气主要依赖肺气的宣发作用，吸气主要依赖肺气的肃降作用。但吸入的清气，由肺气的肃降作用下达于肾，必须再经肾气的摄纳潜藏，使其维持一定的深度，以利于气体的交换。肾的纳气功能，实际上是肾气的封藏作用在呼吸运动中的具体体现。若肾精亏虚，肾气衰减，摄纳无力，肺吸入之清气不能下纳于肾，则会出现呼吸表浅，或呼多吸少，动则气喘等病理表现，称为“肾不纳气”。

肾的上述功能中，藏精是其基本功能。其主生长发育和生殖，主水及主纳气等功能，都是其藏精功能的延伸。肾精化肾气，肾精与肾气主司人体的生长发育和生殖；肾气分阴阳，肾阴与肾阳是脏腑阴阳的根本，对脏腑气化具有促进和调节作用，并主司和调节全身水液代谢；肾气的封藏与摄纳作用，维持呼吸的深度，以利气体交换。所以说，在认识肾的各种功能时，必须把藏精作为最根本的功能来理解和把握。

(2)与形、窍、志、液、时的关系

肾在体合骨，生髓，其华在发。肾主骨生髓的生理功能，实际上是肾精及肾气促进机体生长发育功能的具体体现。肾藏精，精生髓，髓居于骨中称骨髓，骨的生长发育，有赖于骨髓的充盈及其所提供的营养。齿与骨同出一源，亦由肾精充养，故称“齿为骨之余”。牙齿松动、脱落及小儿齿迟等，多与肾精不足有关。发的生长，赖血以养，故称“发为血之余”。但发的生机根源于肾。肾藏精，精化血，精血旺盛，则毛发粗壮而润泽，故《素问·六节藏象论》说：“肾……其华在发。”由于发为肾之外候，所以发之生长与脱落，润泽与枯槁，常能反映肾精的盛衰。

肾在窍为耳及二阴。耳是听觉器官，耳的听觉功能灵敏与否，与肾精、肾气的盛衰密切相关。二阴，指前阴和后阴。前阴是指排尿和生殖的器官；后阴是指排泄粪便的通道。二阴主司二便。尿液的生成及排泄必须依赖于肾气的蒸化和固摄作用协调，肾气之蒸化及固摄作用失常，则可见尿频、遗尿、尿失禁、尿少或尿闭等小便异常的病症。粪便的排泄亦与肾气的推动和固摄作用有关，若肾气不足，则推动无力而致气虚便秘，或固摄无权而致大便失禁，久泄滑脱。

肾在志为恐。恐，是一种恐惧、害怕的情志活动，与肾的关系密切。《素问·阴阳应象大论》：“在脏为肾……在志为恐。”由于肾藏精而位居下焦，肾精化生的肾气，必须通过中上二焦，才能布散全身。恐使精气却而不上行，反而令气下走，使肾气不得正常地布散，所以说“恐伤肾”，“恐则气下”。

肾在液为唾。唾，是唾液中较稠厚的部分，多出于舌下，有润泽口腔、滋润食物及滋养肾精的功能。唾由肾精化生，经肾气的推动作用，沿足少阴肾经，从肾向上经过肝、膈、肺、气管，直达舌下之金津、玉液二穴，分泌而出。

肾与冬气相通应。冬季是一年中气候最寒冷的季节，一派霜雪严凝，冰凌凛冽之象。自然界的物类，则静谧闭藏以度冬时。人体中肾为水脏，有润下之性，藏精而为封藏之本。同气相求，故以肾应冬。

二、六腑

六腑，是胆、胃、小肠、大肠、膀胱、三焦的总称。它们的生理功能是“传化物”，生理特点是“泻而不藏”，“实而不能满”。饮食物入口，通过食道入胃，经胃的腐熟，下传于小肠，经小肠的分清别浊，其清者(精微、津液)由脾吸收，转输于四脏，布散于全身；其浊者(糟粕)下传于大肠，经大肠的传导，形成粪便排出体外；脏腑代谢产生的浊液，则经三焦注入肾和膀胱，在肾气的蒸化作用下生成尿液，排出体外。

1.胆

胆居六腑之首，又为奇恒之腑。胆位于右胁下，附于肝之短叶间。胆与肝由足少阳经和足厥阴经相互属络，构成表里关系。胆的生理功能主要是贮藏排泄胆汁和主决断。

贮藏和排泄胆汁。胆汁来源于肝，由肝血化生，或由肝之余气凝聚而成。胆汁生成后，进入胆腑，由胆腑浓缩并贮藏。贮藏于胆腑的胆汁，在肝气的疏泄作用下排泄而注入肠中，以促进饮食水谷的消化和吸收。

主决断。胆主决断，是指胆在精神意识思维活动中，具有判断事物、做出决定的作用。胆的这一功能对于防御和消除某些精神刺激的不良影响，以维持精气血津液的正常运行和代谢，确保脏腑之间的协调关系，有着极为重要的作用。

胆为奇恒之腑。胆是中空的囊状器官，内盛胆汁。古人认为胆汁是精纯、清净的精微物质，称为“精汁”，故胆有“中精之府”、“清净之府”或“中清之府”之称。胆的形态结构与其他五腑相同，皆属中空有腔的管状或囊状器官，故为六腑之一。但因其内盛精汁，与五脏“藏精气”的功能特点相似，且与饮食水谷不直接接触，只是排泄胆汁入肠道以促进饮食物的消化和吸收，故又为奇恒之腑之一。

2. 胃

胃是机体对饮食物进行消化吸收的重要脏器，主受纳腐熟水谷，有“太仓”、“水谷之海”之称。胃与脾同居中焦，“以膜相连”，由足阳明胃经与足太阴脾经相互属络，构成表里关系。胃与脾在五行中皆属土，胃为阳明燥土，属阳；脾为太阴湿土，属阴。胃的主要生理功能是主受纳和腐熟水谷，生理特性是主通降、喜润恶燥。

胃主受纳水谷，是指胃气具有接受和容纳饮食水谷的作用。饮食入口，经过食管(咽)进入胃中，在胃气的通降作用下，由胃接受和容纳。机体精气血津液的化生，都依赖于饮食物中的营养物质，故胃又有“水谷气血之海”之称。因此，胃气的受纳功能对于人体的生命活动十分重要。胃主腐熟水谷，指食物经过胃气的磨化和腐熟作用后，精微物质被吸收，并由脾气转输而营养全身，未被消化的食糜则下传于小肠作进一步消化。胃气的受纳、腐熟水谷功能，必须与脾气的运化功能相互配合，纳运协调才能将水谷化为精微，进而化生精气血津液，供养全身。

胃主通降，是指胃气宜保持通畅下降的运动趋势。胃气的通降作用，主要体现于饮食物的消化和糟粕的排泄过程中。饮食物入胃，胃容纳而不拒之；经胃气的腐熟作用而形成的食糜，下传小肠作进一步消化；食物残渣下移大肠，燥化后形成粪便；粪便有节制地排出体外。

藏象学说以脾胃之气的升降运动来概括整个消化系统的生理功能。脾宜升则健，胃宜降则和，脾升胃降协调，共同促进饮食物的消化吸收。胃主通降是降浊，降浊是受纳的前提条件。所以，胃失通降，则出现纳呆脘闷，胃脘胀满或疼痛、大便秘结等症；若胃气不降反而上逆，则出现恶心、呕吐、呃逆、嗳气等。脾胃居中，为人体气机升降的枢纽。胃气通降与脾气升举相互为用，胃失和降与脾气不升也可相互影响。胃失和降，不仅影响六腑的通降，还会影响全身气机的升降，从而出现各种病理变化。如《素问·逆调论》即有“胃不和则卧不安”之论。

胃喜润恶燥，是指胃当保持充足的津液以利饮食物的受纳和腐熟。胃的受纳腐熟，不仅依赖胃气的推动和蒸化，亦需胃中津液的濡润。胃中津液充足，则能维持其受纳腐熟的功能和通降下行的特性。胃为阳土，喜润而恶燥，故其病易成燥热之害，胃中津液每多受损。所以在治疗胃病时，要注意保护胃中津液。即使必用苦寒泻下之剂，也应中病即止，以祛除实热燥结为度，不可妄施，以免化燥伤阴。

3. 小肠

小肠，包括十二指肠、空肠和回肠，是机体对饮食物进行消化，吸收其精微，下传其糟粕的重要脏器。小肠与心由手太阳小肠经与手少阴心经相互属络而构成表里关系。小肠位于腹中，其上口与胃在幽门相接，下口与大肠在阑门相连，是一个比较长的、呈迂曲回环叠积之状的管状器官。小肠的主要生理功能是主受盛化物和泌别清浊。

小肠主受盛化物表现于以下两个方面，一是指小肠接受由胃腑下传的食糜而盛纳之，即受盛作用；二是指食糜在小肠内必须停留一定的时间，由脾气与小肠的共同作用对其进一步消化，化为精微和糟粕两部分，即化物作用。小肠受盛化物功能失调，表现为腹胀、腹泻、便溏等。

小肠主泌别清浊是指小肠中的食糜在做进一步消化的过程中，

随之分为清浊两部分：清者，即水谷精微和津液，由小肠吸收，经脾气的转输作用输布全身，即所谓“中央土以灌四傍”；浊者，即食物残渣和部分水液，经胃和小肠之气的作用通过阑门传送到大肠。小肠在吸收水谷精微的同时，还吸收了大量的水液，与水谷精微融合为液态物质，由脾气转输全身脏腑形体官窍，即所谓“脾主为胃行其津液”。由于小肠参与了人体的水液代谢，故有“小肠主液”之说。小肠泌别清浊机能正常，则水液和糟粕各走其道而二便正常。

4. 大肠

大肠，包括结肠和直肠，是对食物残渣中的水液进行吸收，形成粪便并有度排出的脏器。大肠与肺由手阳明大肠经与手太阴肺经的相互属络而构成表里关系。大肠亦是一个管腔性器官，呈回环叠积之状，主要有传化糟粕与主津的生理功能。

主传化糟粕：大肠接受由小肠下传的食物残渣，吸收其中多余的水液，形成粪便。并通过大肠之气的运动，将粪便传送至大肠末端，经肛门有节制地排出体外，故大肠有“传导之官”之称。如大肠传导糟粕功能失常，则出现排便异常，常见的有大便秘结或泄泻。

大肠主津：大肠接受由小肠下传的含有大量水液的食物残渣，将其中的水液吸收，使之形成粪便，即所谓燥化作用。大肠吸收水液，参与体内的水液代谢，故说“大肠主津”。

5. 膀胱

膀胱又称“脬”，是贮存和排泄尿液的器官。膀胱与肾由足太阳膀胱经与足少阴肾经相互属络而构成表里关系。膀胱位于下腹部，居肾之下，大肠之前，是一个中空的囊状器官。其上有输尿管与肾相连，其下有尿道，开口于前阴。膀胱的生理功能是贮存和排泄尿液。

贮存尿液：人体的津液通过肺、脾、肾等脏的作用，布散全身，发挥其滋养濡润机体的作用。其代谢后的浊液（废水）则下归于肾或膀胱，经肾气的蒸化作用，升清降浊。清者回流体内，重新参与水液代谢，浊者下输于膀胱，变成尿液，由膀胱贮存。

排泄尿液：膀胱中尿液的按时排泄，由肾气及膀胱之气的激发和固摄作用调节。肾气与膀胱之气的作用协调，则膀胱开合有度，尿液可及时地从溺窍排出体外。

膀胱的贮尿和排尿功能，依赖于肾气与膀胱之气的升降协调。肾气主上升，膀胱之气主通降。肾气之升，激发尿液的生成并控制其排泄；膀胱之气通降，推动膀胱收缩而排尿。若肾气和膀胱之气的激发和固摄作用失常，膀胱开合失权，既可出现小便不利或癃闭，又可出现尿频、尿急、遗尿、小便不禁等。故《素问·宣明五气》说："膀胱不利为癃，不约为遗尿。"

6. 三焦

三焦是上焦、中焦、下焦的合称。三焦作为六腑之一，必有其特定的形态结构和生理功能，有名有形；三焦作为人体上中下三个部位的划分，有名无形，但有其生理功能和各自的生理特点。

三焦的总体生理功能是通行诸气和运行水液。通行诸气，是指部位三焦是诸气上下运行之通路。肾藏先天之精化生的元气，自下而上运行至胸中，布散于全身；胸中气海中的宗气，自上而下到达脐下，以资先天元气，合为一身之气，皆以三焦为通路。运行水液，是指部位三焦是全身水液上下输布运行的通道。全身水液的输布和排泄，是由肺、脾、肾等脏的协同作用而完成的，但必须以三焦为通道，才能升降出入运行。

三焦作为人体上中下部位的划分，源于《灵枢·营卫生会》"上焦如雾，中焦如沤，下焦如渎"之论。部位划分之三焦，包含了上至头下至足的整个人体，已经超出了实体六腑的概念。根据上中下三焦所处部位不同其生理特点各有不同。

上焦：一般将膈以上的胸部，包括心、肺两脏，以及头面部，称作上焦。上焦的生理特点是主气的宣发和升散，即宣发卫气，布散水谷精微和津液以营养滋润全身。《灵枢·营卫生会》将上焦的生理特点概括为"如雾"，喻指心肺输布气血的作用。

中焦：中焦是指膈以下、脐以上的上腹部，包括脾胃和肝胆等脏腑。中焦具有消化、吸收并输布水谷精微和化生血液的功能。《灵枢·营卫生会》将中焦的生理特点概括为"如沤"，生动地表述了脾、胃、肝胆等脏腑的消化饮食的生理过程。

下焦：一般以脐以下的部位为下焦，包括小肠、大肠、肾、膀胱、女子胞、精室等脏腑以及两下肢。下焦的功能主要是排泄糟粕和尿液，即是指小肠、大肠、肾和膀胱的功能而言。《灵枢·营卫生会》将下焦的生理特点概括为“如渎”，喻指肾、膀胱、大肠等脏腑的生成和排泄二便的功能。

另外，三焦还作为温病的辨证纲领，称为辨证之三焦。三焦辨证的三焦，既不是六腑之一，也不是人体上中下部位的划分，而是温病发生发展过程中由浅及深的三个不同病理阶段，其概念的来源，可能是由部位三焦的概念延伸而来。

第四节　病　因

凡能导致疾病发生的原因，即是病因，又称致病因素。致病因素多种多样，诸如六气异常、疠气传染、七情内伤、饮食失宜、劳逸失度、持重努伤、跌仆金刃、外伤及虫兽所伤等。现代对病因的分类，分为外感病因、内伤病因、病理产物形成的病因，以及其他病因四大类。本教材根据艾灸的临床实际，主要介绍六淫、七情内伤、饮食、劳逸、病理产物等几类。

一、六淫

六淫，即风、寒、暑、湿、燥、火(热)六种外感病邪的统称。在正常情况下，风、寒、暑、湿、燥、火是自然界六种不同的气候变化，是万物生长化收藏和人类赖以生存的必要条件，称为“六气”。

人类长期生活在六气交互更替的环境中，对其产生了一定的适应能力，一般不会致病。但在自然界气候异常变化，超过了人体的适应能力，或人体的正气不足，抵抗力下降，不能适应气候变化而发病时，六气则成为病因。此时，伤人致病的六气便称之为“六淫”，又称其为“六邪”。

六淫致病一般有以下共同特点：①外感性。六淫致病，其致病途径多从肌表、口鼻而入，或两者同时受邪，故称外感致病因素，所致疾病即称为“外感病”。②季节性。六淫致病常有明显的季节性。如春季多风病，夏季多暑病，长夏多湿病，秋季多燥病，冬季多寒病。六淫致病与时令气候变化密切相关，故又称之为“时令病”。由于气候异常变化的相对性，故夏季也可见寒病，冬季也可有热病。③地域性。六淫致病与生活、工作的区域环境密切相关。如西北多燥病、东北多寒病、江南多湿热为病；久居潮湿环境多湿病；长期高温环境作业者，多燥热或火邪为病等。④相兼性。六淫邪气既可单独伤人致病，又可两种以上同时侵犯人体而为病。如风热感冒、暑湿感冒、湿热泄泻、风寒湿痹等。《素问·痹论》说：“风寒湿三气杂至，合而为痹也。其风气胜者为行痹，寒气胜者为痛痹，湿气胜者为著(着)痹也。”

1. 风邪

凡致病具有善动不居、轻扬开泄等特性的外邪，称为风邪。风为春季的主气。风气淫胜，伤人致病，则为风邪。风虽为春季的主气，但终岁常在。风邪为病，四季常有，以春季为多见。风邪来去疾速，善动不居，变幻无常；其性轻扬开泄、动摇，且无孔不入。风邪侵袭人体多从皮毛而入，引起外风病症。风邪致病具有动摇不定的特征，常出现颜面肌肉抽搐，或眩晕、震颤、抽搐、颈项强直、角弓反张、两目上视等。风邪是外感病极为重要的致病因素，常夹杂他邪合而伤人，且致病极为广泛，四季均有，称为“百病之长”。

2. 寒邪

凡致病具有寒冷、凝结、收引特性的外邪，称为寒邪。寒乃冬季之主气。若寒冷太过，伤人致病则为寒邪。但寒邪为病也可见于其他季节，如气温骤降、涉水淋雨、汗出当风、空调过凉，亦常为感受寒邪的重要原因。寒邪侵袭人体所致病症，称为外寒病症。寒客肌表，郁遏卫阳者，称为“伤寒”；寒邪直中于里，伤及脏腑阳气者，称为“中寒”。寒为阴邪，易伤阳气。寒性凝滞，易使气血津液凝结、经脉阻滞，故疼痛是寒邪致病的重要临床表现。寒性收引，可使气机收敛，腠理、经络、筋脉收缩而挛急。

3. 湿邪

凡致病具有重浊、黏滞、趋下特性的外邪，称为湿邪。湿为长夏的主气。长夏即农历六月，时值夏秋之交，阳热尚盛，雨水且多，热蒸水腾，潮湿充斥，为一年中湿气最盛的季节。若湿气淫胜，伤人致病，则为湿邪。湿邪为病，长夏居多，但四季均可发生。湿邪内侵所致的病症，称为外湿病症，多由气候潮湿、涉水淋雨、居处潮湿、水中作业等环境中感受湿邪所致。湿为阴邪，易损伤阳气，阻遏气机，致脾阳不振，运化无权，从而使水湿内生、停聚，发为泄泻、水肿、尿少等症。湿性重浊，湿邪致病，常出现以沉重感为特征的临床表现，如头身困重、四肢酸楚沉重等。湿性黏滞，指湿邪致病，以黏腻停滞为主要特点，主要表现在两个方面：一是症状的黏滞性，多表现为黏滞而不爽，如排泄物和分泌物多滞涩不畅，痢疾的大便排泄不爽，淋证的小便滞涩不畅，以及口黏、口甘和舌苔厚滑黏腻等；二是病程的缠绵性，其致病多病程较长，反复发作，或缠绵难愈。湿性趋下，易袭阴位。湿邪为重浊有质之邪，有趋下之势，故湿邪为病，多易伤及人体下部。如水肿、湿疹等病以下肢较为多见，故《素问·太阴阳明论》说："伤于湿者，下先受之。"

4. 燥邪

凡致病具有干燥、收敛等特性的外邪，称为燥邪。燥为秋季的主气。秋季天气收敛，其气清肃，气候干燥，失于水分滋润，自然界呈现一派肃杀之景象。燥气太过，伤人致病，则为燥邪。燥邪伤人，多自口鼻而入，首犯肺卫，发为外燥病症。燥性干涩，易伤津液，可出现各种干燥、涩滞的症状，如口鼻干燥，咽干口渴，皮肤干涩，甚则皲裂，毛发不荣，小便短少，大便干结等。燥易伤肺，燥邪多从口鼻而入，故最易损伤肺津，从而影响肺气之宣降，甚或燥伤肺络，出现干咳少痰，或痰黏难咯，或痰中带血，甚则喘息胸痛等。

5.火(热)邪

凡致病具有炎热升腾等特性的外邪，称为火热之邪。火热旺于夏季，但并不像暑那样具有明显的季节性，也不受季节气候的限制，故火热之气太过，变为火热之邪，伤人致病，一年四季均可发生。火热之邪内侵所致的病症，称为外感火热病症或外火证。火热为阳邪，阳胜则热，故发为实热性病症，临床多见高热、恶热、烦渴、汗出、脉洪数等症。火热易伤津耗气，临床表现往往伴有口渴喜冷饮，咽干舌燥，小便短赤，大便秘结等津伤阴亏的征象及体倦乏力、少气懒言等气虚症状，重则可致全身津气脱失的气脱证。火热易扰心神，轻者心神不宁而心烦、失眠；重者可扰乱心神，出现狂躁不安，或神昏、谵语等症。火邪易致疮痈，入于血分，可聚于局部，腐蚀血肉，发为痈肿疮疡，其临床表现以疮疡局部红肿热痛为特征。火热易生风动血。“生风”，是指火热之邪侵犯人体，燔灼肝经，耗劫津液，筋脉失养失润，易引起肝风内动的病症，表现为高热神昏、四肢抽搐、两目上视、角弓反张等；“动血”，指火热入于血脉，易迫血妄行，引起各种出血证，如吐血、衄血、便血、尿血、妇女月经过多等。

火与热异名同类，本质皆为阳盛，都是外感六淫邪气，致病也基本相同。火邪与热邪的主要区别是：热邪致病，临床多表现为全身性弥漫性发热征象；火邪致病，临床多表现为某些局部症状，如肌肤局部红、肿、热、痛，或口舌生疮，或目赤肿痛等。如《素问·五运行大论》说："其在天为热，在地为火……其性为暑。"火热皆为暑性，二者相较，热属阳，火属阴，故热性弥散，火性结聚。

6. 暑邪

凡夏至之后，立秋以前，致病具有炎热、升散兼湿特性的外邪，称为暑邪。暑乃夏季的主气。暑为火热之气所化，暑气太过，伤人致病，则为暑邪。暑邪致病，有明显的季节性，主要发生于夏至以后，立秋之前。暑为阳邪，其性炎热，暑邪伤人多表现为一系列阳热症状，如高热、心烦、面赤、脉洪大等。暑性升散，故易上扰心神，或侵犯头目，出现心胸烦闷不宁、头昏、目眩、面赤等。暑邪侵犯人体，可致腠理开泄而多汗。汗出过多，不仅伤津，而且耗气，故临床除见口渴喜饮、尿赤短少等津伤之症外，往往可见气短、乏力，甚则气津耗伤太过，清窍失养而突然昏倒、不省人事。暑邪致病，多挟湿邪为患。其临床表现常兼见身热不扬、四肢困倦、胸闷呕恶、大便溏泄不爽等湿滞症状。

二、七情内伤

七情，是指喜、怒、忧、思、悲、恐、惊七种正常的情志活动，是人体的生理和心理活动对外界环境刺激的不同反应，属人人皆有的情绪体验，一般情况下不会导致或诱发疾病。只有强烈持久的情志刺激，超越了人体的生理和心理适应能力，或人体正气虚弱，脏腑精气虚衰，对情志刺激的适应调节能力低下，因而导致疾病发生或诱发时，七情致病称之为“七情内伤”。七情内伤的致病特点如下。

1. 直接伤及内脏

七情是机体对内外环境变化所产生的复杂心理反应，以内脏精气为物质基础。因此，七情过激致病，可直接伤及内脏。又因心藏神而为脏腑之主，故情志所伤，必然首先影响心神，然后作用于相应脏腑，导致其精气代谢失常、气机逆乱而发病。另外，情志易影响潜病之脏腑，例如曾患胸痹、真心痛、飧泄、头痛等病症的患者，虽临床症状已经消失，但遇有情志刺激，最易首先出现原先所患疾病的临床症状。

2. 影响脏腑气机

脏腑之气的运动变化，在情志活动产生中发挥着重要作用。但脏腑之气的升降出入运动，受心神的调控。故情志致病首伤心神，随之影响脏腑气机，导致脏腑气机升降失常而出现相应的临床表现。如《素问·举痛论》说：“百病生于气也，怒则气上，喜则气缓，悲则气消，恐则气下……惊则气乱……思则气结。”

情志内伤可导致脏腑气机失调，而气机失调又可妨碍机体的气化过程，引起精气血津液的代谢失常，从而继发多种疾病。气机郁滞日久，可化热化火；气机逆上，亢奋有余，也可化热化火，以致火热内生。精血津液的施泄、输布可因气机郁滞而不畅，产生精瘀、血瘀、痰饮等病变，而痰饮与瘀血互结，则又可致癥积、肿瘤等。因此，情志内伤引起的病理变化是相当复杂的，多种疾病的发生或诱发，皆与之有关。

3. 多发为情志病症

情志病，病名首见于明·张介宾《类经》，系指发病与情志刺激有关，具有情志异常表现的病症。情志病包括：因情志刺激而发的病症，如郁证、癫、狂等；因情志刺激而诱发的病症，如胸痹、真心痛、眩晕（高血压病）等身心疾病；其他原因所致但具有情志异常表现的病症，如消渴、恶性肿瘤、慢性肝胆疾病等，大都有异常的情志表现，并且其病情也随其情绪变化而有相应的变化。

4. 七情变化影响病情

七情变化对病情具有两方面的影响：一是有利于疾病康复。情绪积极乐观，七情反应适当，有利于病情的好转乃至痊愈。二是诱发疾病发作或加重病情。情绪消沉，悲观失望，或七情异常波动，可使病情加重甚至恶化。

三、饮食劳逸

1. 饮食失宜

由于饮食物主要是依赖脾胃的纳运作用进行消化吸收，故饮食失宜，主要是损伤脾胃，因而称“饮食内伤”。但在病理过程中，还可导致食积、聚湿、化热、生痰、气血不足等病变。因此，饮食失宜是内伤病的主要致病因素之一。饮食失宜主要包括以下几方面。

(1)饮食不节：良好的饮食行为，应以适度为宜。如过饥过饱，或饥饱无常，均可影响健康，导致疾病发生。过饥，长期摄食不足，营养缺乏，气血生化减少，一方面因气血亏虚而脏腑组织失养，功能活动衰退，全身虚弱；另一方面又因正气不足，抗病力弱，易招致外邪入侵，继发其他疾病。此外，如果有意抑制食欲，又可发展成厌食等较为顽固的身心疾病。过饱，轻者表现为饮食积滞不化，以致病理产物“积食”内停，可见脘腹胀满疼痛，嗳腐吞酸，呕吐、泄泻、厌食、纳呆等，故《素问·痹论》说：“饮食自倍，肠胃乃伤”。甚者，可因脾胃久伤或营养过剩，而发展为消渴、肥胖、痔疮、心脉痹阻等病症。

(2)饮食不洁：饮食不洁作为致病因素，是指进食不洁净的食物而导致疾病的发生。多是由于缺乏良好的卫生习惯，进食陈腐变质，或被疫毒、寄生虫等污染的食物所造成。

(3)饮食偏嗜：是指特别喜好某种性味的食物或专食某些食物而导致某些疾病的发生。如饮食偏寒偏热，或饮食五味有所偏嗜，或嗜酒成癖等，久之可导致人体阴阳失调，或导致某些营养物质缺乏而引起疾病发生。

2.劳逸失度

劳动与休息的合理调节，也是保证人体健康的必要条件。如果劳逸失度，或长时间过于劳累，或过于安逸静养，都不利于健康，可导致脏腑经络及精气血津液神的失常而引起疾病发生。因此，劳逸失度也是内伤病的主要致病因素之一。

过劳，即过度劳累，包括劳力过度、劳神过度和房劳过度三个方面。

劳力过度，又称“形劳”。指较长时间的过度用力，劳伤形体而积劳成疾，或者是病后体虚，勉强劳作而致病。劳力太过而致病，其病变特点主要表现在两个方面：一是过度劳力而耗气，损伤内脏的精气，导致脏气虚少，功能减退。常见如少气懒言，体倦神疲，喘息汗出等。《素问·举痛论》说：“劳则气耗。”二是过度劳力而致形体损伤，即劳伤筋骨。如果长时间用力太过，则易致形体组织损伤，久而积劳成疾。

劳神过度，又称“心劳”。指长期用脑过度，思虑劳神而积劳成疾。由于心藏神，脾主思，血是神志活动的重要物质基础，故用神过度，长思久虑，则易耗伤心血，损伤脾气，以致心神失养，神志不宁而心悸、健忘、失眠、多梦和脾失健运而纳少、腹胀、便溏、消瘦等。

房劳过度，又称“肾劳”。指房事太过，或手淫恶习，或妇女早孕多育等，耗伤肾精、肾气而致病。常见如腰膝酸软、眩晕耳鸣、精神萎靡、性机能减退等。

(2)过逸

过逸，即过度安逸。人体每天需要适当的活动，气血才能流畅，阳气才得以振奋。若较长时间少动安闲，或者卧床过久，或者长期用脑过少等。过度安逸致病，其特点主要表现在三个方面：一是安逸少动，气机不畅。二是阳气不振，正气虚弱。三是长期用脑过少，加之阳气不振，可致神气衰弱，常见精神萎靡、健忘、反应迟钝等。

四、病理产物

痰饮、瘀血、结石等是疾病过程中所形成的病理产物。这些病理产物形成之后，又能作用于人体，干扰机体的正常功能，可加重病理变化，或引起新的病变发生。因其通常是继发于其他病理过程而产生的致病因素，故称“继发性病因”，或称“内生有形实邪”。

1. 痰饮

痰饮是人体水液代谢障碍所形成的病理产物。一般以较稠浊的称为痰，清稀的称为饮。痰可分为有形之痰和无形之痰。有形之痰，是指视之可见，闻之有声的痰液，如咳嗽吐痰、喉中痰鸣等，或指触之有形的痰核。无形之痰，是指只见其征象，不见其形质的痰病，如眩晕、癫狂等。痰饮的形成，多为外感六淫，或七情内伤，或饮食不节等，导致脏腑功能失调，气化不利，水液代谢障碍，水液停聚而形成。由于肺、脾、肾、肝及三焦等对水液代谢起着重要作用，故痰饮的形成多与肺、脾、肾、肝及三焦的功能失常密切相关。其致病特点如下。

（1）阻滞气血运行

痰饮为有形之邪，可随气流行，或停滞于经脉，或留滞于脏腑，阻滞气机，妨碍血行。若痰饮流注于经络，则致经络气机阻滞，气血运行不畅，出现肢体麻木、屈伸不利，甚至半身不遂，或形成瘰疬痰核、阴疽流注等。若痰饮留滞于脏腑，则阻滞脏腑气机，使脏腑气机升降失常。如痰饮阻肺，肺气失于宣降，则见胸闷气喘、咳嗽吐痰等；痰饮停胃，胃气失于和降，则见恶心呕吐等；痰浊痹阻心脉，血气运行不畅，可见胸闷心痛等。

（2）影响水液代谢

痰饮本为水液代谢失常的病理产物，但是痰饮一旦形成之后，可作为一种继发性致病因素反过来作用于人体，进一步影响肺、脾、肾等脏腑的功能活动，影响水液代谢。

（3）易于蒙蔽心神

痰饮为浊物，而心神性清净。故痰浊为病，随气上逆，尤易蒙蔽清窍，扰乱心神，使心神活动失常，出现头晕目眩、精神不振等症，或者痰浊上犯，与风、火相合，蒙蔽心窍，扰乱神明，以至出现神昏谵妄，或引起癫、狂、痫等疾病。

（4）致病广泛，变幻多端

痰饮随气流行，内而五脏六腑，外而四肢百骸、肌肤腠理，可停滞而致多种疾病。由于其致病面广，发病部位不一，且又易于兼邪致病，因而在临床上形成的病症繁多，症状表现十分复杂，故有“百病多由痰作祟”之说。

2. 瘀血

瘀血是指体内血液停积而形成的病理产物。包括体内瘀积的离经之血，以及因血液运行不畅，停滞于经脉或脏腑组织内的血液。瘀血既是疾病过程中形成的病理产物，又是具有致病作用的“死血”。

(1)瘀血的形成

血液的正常运行，主要与心、肺、肝、脾等脏的功能，气的推动与固摄作用，脉道的通利，以及寒热等内外环境因素密切相关。血出、气滞、气虚、血寒、血热等均可引起血液运行不畅，或致血离经脉而瘀积的内外因素，均可导致瘀血的形成。

(2)瘀血的致病特点

易于阻滞气机：血为气之母，血能载气，因而瘀血一旦形成，必然影响和加重气机郁滞，所谓“血瘀必兼气滞”。而气为血之帅，气机郁滞，又可引起局部或全身的血液运行不畅。因而导致血瘀气滞、气滞血瘀的恶性循环。如外伤局部，破损血脉，血出致瘀，可致受伤部位气机郁滞，出现局部青紫、肿胀、疼痛等症。

影响血脉运行：瘀血为血液运行失常的病理产物，但瘀血形成之后，无论其瘀滞于脉内，还是留积于脉外，均可导致局部或全身的血液运行失常。

影响新血生成：瘀血乃病理性产物，已失去对机体的濡养滋润作用。瘀血阻滞体内，尤其是瘀血日久不散，就会严重地影响气血的运行，脏腑失于濡养，功能失常，势必影响新血的生成。因而有“瘀血不去，新血不生”的说法。

病位固定，病症繁多：瘀血一旦停滞于某脏腑组织，多难于及时消散，故其致病又具有病位相对固定的特征，如局部刺痛、固定不移，或癥积肿块形成而久不消散等。所以说瘀血致病，病症繁多。

(3)瘀血致病的病症特点

瘀血致病，虽然症状错综繁多，但其主要病症特点可大致归纳如下：①疼痛。一般表现为刺痛，痛处固定不移，拒按，夜间痛势尤甚。②肿块。瘀血积于皮下或体内则可见肿块，肿块部位多固定不移。若在体表则可见局部青紫，肿胀隆起，所谓血肿；若在体腔内则扪之质硬，坚固难移，所谓癥积。③出血。部分瘀血为病者可见出血之象，通常出血量少而不畅，血色紫暗，或夹有瘀血块。④色紫暗。一是面色紫暗，口唇、爪甲青紫等；二是舌质紫暗，或舌有瘀斑、瘀点等。⑤可表现出肌肤甲错及脉象上的某些异常，如涩脉或结代脉等。

3. 结石

结石是指体内某些部位形成并停滞为病的砂石样病理产物或结块。结石一般多见于胆、肾、膀胱等脏腑。多因饮食不当、情志内伤、体质差异、久病损伤等原因生成。结石停聚，气体壅塞不通为基本病机，疼痛是各种结石的共同症状。

第五节　治疗原则

治则，是治疗疾病时所必须遵循的基本原则。它是在整体观念和辨证论治精神指导下而制定的治疗疾病的准绳，对临床立法、处方、用药、针灸等具有普遍的指导意义。

治病求本是中医学治病的主导思想，是指在治疗疾病时，必须辨析出疾病的病因病机，抓住疾病的本质，并针对疾病的本质进行治疗。故《素问·阴阳应象大论》说："治病必求于本。"在此思想的指导下，治则的基本内容包括治标与治本、补虚泻实、调理气血、三因制宜等。

一、治标与治本

标与本是相对而言的，标本关系常用来概括说明事物的现象与本质，在中医学中常用来概括病变过程中矛盾的主次先后关系。如就邪正而言，正气为本，邪气为标；就病机与症状而言，病机为本，症状是标；就疾病先后言，旧病、原发病为本，新病、继发病是标；就病位而言，脏腑精气病为本，肌表经络病为标等等。

1. 缓则治本

缓则治其本，多用在病情缓和，病势迁延，暂无急重病状的情况下。此时必须着眼于疾病本质的治疗。因标病产生于本病，本病得治，标病自然也随之而去。

2. 急则治标

病症急重时的标本取舍原则是标病急重，则当先治、急治其标。标急的情况多出现在疾病过程中出现的急重、甚或危重症状，或卒病而病情非常严重时。另外，在先病为本而后病为标的关系中，有时标病虽不危急，但若不先治将影响本病整个治疗方案的实施时，也当先治其标病。

3. 标本兼治

当标本并重或标本均不太急时，当标本兼治。

总之，病症之变化有轻重缓急、先后主次之不同，因而标本的治法运用也就有先后与缓急、单用或兼用的区别，这是中医治疗的原则性与灵活性有机结合的体现。区分标病与本病的缓急主次，有利于从复杂的病变中抓住关键，做到治病求本。

二、补虚泻实

补虚泻实就是扶助正气祛除邪气。《素问·通评虚实论篇》说："邪气盛则实，精气夺则虚"。因此，"虚"指正气不足，

“实”指邪气盛。虚则补，实则泻，是属于正治法则。《灵枢·经脉》篇说：“盛则泻之，虚则补之……陷下则灸之，不盛不虚以经取之”。在针灸临床上补虚泻实原则有其特殊的含义。

1.虚则补之，陷下则灸之

“虚则补之”就是虚证采用补法治疗。艾灸治疗虚证用补法主要通过艾灸的补法、穴位的选择和配伍等而实现的。偏补性能的腧穴有关元、气海、命门、肾俞等。“陷下则灸之”，属于虚则补之的范畴，也就是说气虚下陷的治疗原则是以灸治为主，可较好地起到温补阳气、升提举陷的目的。如子宫脱垂灸百会、气海、关元等。

2.实则泻之，宛陈则除之

“实则泻之”就是实证采用泻法治疗。艾灸治疗实证用泻法主要是通过艾灸的泻法、穴位的选择和配伍等而实现的。偏泻性能的腧穴如十宣穴、水沟、素髎、丰隆、血海等。“宛陈则除之”，“宛”同“瘀”，有瘀结、瘀滞之义。“陈”即“陈旧”，引申为时间长久。“宛陈”泛指络脉瘀阻之类的病症；“除”即“清除”，指清除瘀血的刺血疗法等。就是对络脉瘀阻不通引起的病症，宜采用三棱针点刺出血，达到活血化瘀的目的。

3.不盛不虚以经取之

“不盛不虚”并非病症本身无虚实可言，而是脏腑、经络的虚实表现不甚明显。主要是由于病变脏腑、经脉本身的病变，而不涉及其他脏腑、经脉，属本经自病，治疗应按本经循经取穴。

三、调理气血

1. 调气

补气用于较单纯的气虚证。由于一身之气的生成，源于肾所藏先天之精化生的先天之气（即元气），脾胃运化水谷而生的水谷之精气，以及由肺吸入的自然界清气。因此，补气多为补益肺、脾、肾等脏。

调理气机用于气机失调的病症。气机失调的病变主要有气滞、气逆、气陷、气闭、气脱等。治疗时气滞者宜行气，气逆者宜降气，气陷者宜补气升气，气闭者宜顺气开窍通闭，气脱者则宜益气固脱。

2. 调血

补血用于单纯的血虚证。由于血源于水谷精微，与脾胃、心、肝、肾等脏腑的功能密切相关。因此，补血时，应注意同时调治这些脏腑的功能，其中又因“脾胃为后天之本”，“气血生化之源”，故尤为重视对脾胃的补养。

血运失常的病变主要有血瘀、出血等，而血寒是血瘀的主要病机，血热、气虚、瘀血是出血的主要病机，治疗时需据血的不同病机而施以散寒、清热、补气、活血等法。

四、三因制宜

“人以天地之气生”，指人是自然界的产物，自然界天地阴阳之气的运动变化与人体是息息相通的，因此人的生理活动、病理变化必然受着诸如时令气候节律、地域环境等因素的影响。患者的性别、年龄、体质等个体差异，也对疾病的发生、发展与转归产生一定的影响。因此，在治疗疾病时，就必须根据这些具体因素做出分析，制订出适宜的治法与方药，即所谓因时、因地和因人制宜。

1. 因时制宜

根据四时气候节律特点，来制订适宜的治疗原则，称为“因时制宜”。《灵枢·终始》说：“春气在毛，夏气在皮肤，秋气在分肉，冬气在筋骨，刺此病者各以其时为齐。”除此情况外，针灸学中还包括时间针法，按时取穴的子午流注法、飞腾八法、灵龟八法，也属于因时制宜的范畴。

2. 因地制宜

由于地理环境、气候条件，人体的生理功能、病理特点也有所区别，治疗应有差异。如在寒冷的地区，治疗多用温灸，而且应用壮数较多；在温热地区，应用灸法较少。正如《素问·异法方宜论》指出：“北方者……其地高陵居，风寒冰冽，其民乐野处而乳食，藏寒生满病，其治宜艾焫。……南方者……其地下，水土弱，雾露之所聚也。其民嗜酸而食胕，故其民皆致理而赤色，其病挛痹，其治宜微针。”

3. 因人制宜

因人制宜就是根据患者的性别、年龄、体质等的不同特点而制定适宜的治疗方法。由于男女在生理上有不同的特点，如妇人以血为用，在治疗妇人病时要多考虑调理冲脉（血海）、任脉等。年龄不同，艾灸方法也有差别。患者个体差异更是决定艾灸治疗方法的重要环节，如体质虚弱、皮肤薄嫩者，艾灸量宜小；体质强壮、皮肤粗厚、针感较迟钝者，艾灸量宜重些。

三因制宜的原则，体现了中医治疗上的整体观念以及辨证论治在应用中的原则性与灵活性，只有把疾病与天时气候、地域环境、患者个体诸因素等加以全面的考虑，才能使疗效得以提高。

第四章　经　络

第一节　经络总论

一、经络及其经络的组成

经络是经脉和络脉的总称，是人体运行气血，联络脏腑形体官窍，沟通内外，贯穿上下的通路。经和络既有联系又有区别。经指经脉，犹如途径，贯通上下，沟通内外，是经络系统中的主干；络为络脉，它譬如网络，较经脉细小，纵横交错，遍布全身，是经络系统中的分支。所谓经气即经络之气，概指经络运行之气及其功能活动。经气活动的主要特点是循环流注，如环无端，昼夜不休。人体通过经气的运行，以调节全身各部的机能活动，从而使整个机体保持了协调和相对平衡。

经络系统由十二经脉、奇经八脉，十五络脉和十二经别、十二经筋、十二皮部及许多孙络、浮络等组成，如下图表所示。

经络系统结构表

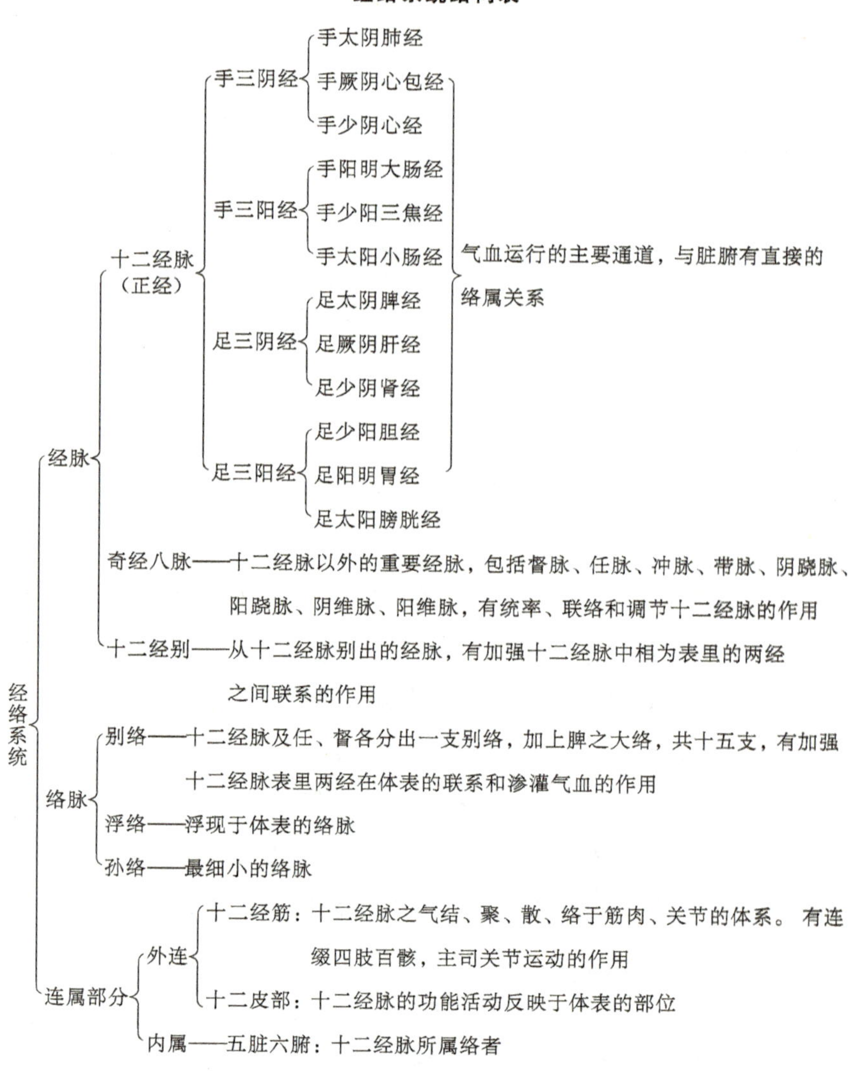
经络系统
经脉
十二经脉（正经）
手三阴经
手太阴肺经
手厥阴心包经
手少阴心经
手三阳经
手阳明大肠经
手少阳三焦经
手太阳小肠经
足三阴经
足太阴脾经
足厥阴肝经
足少阴肾经
足三阳经
足少阳胆经
足阳明胃经
足太阳膀胱经
气血运行的主要通道，与脏腑有直接的络属关系
奇经八脉——十二经脉以外的重要经脉，包括督脉、任脉、冲脉、带脉、阴跷脉、阳跷脉、阴维脉、阳维脉，有统率、联络和调节十二经脉的作用
十二经别——从十二经脉别出的经脉，有加强十二经脉中相为表里的两经之间联系的作用
络脉
别络——十二经脉及任、督各分出一支别络，加上脾之大络，共十五支，有加强十二经脉表里两经在体表的联系和渗灌气血的作用
浮络——浮现于体表的络脉
孙络——最细小的络脉
连属部分
外连
十二经筋：十二经脉之气结、聚、散、络于筋肉、关节的体系。有连缀四肢百骸，主司关节运动的作用
十二皮部：十二经脉的功能活动反映于体表的部位
内属——五脏六腑：十二经脉所属络者

二、经络的作用

1.联系内外，网络全身

经络系统是人体气血运行的主要通道，也是联结人体各个部分的基本途径。经络系统外行于体表，内属于脏腑，纵横交错，沟通表里，贯穿上下，通过多种通路和途径将机体上下、左右、前后各个部分，以及脏与脏、腑与腑、脏与腑之间，脏腑与体表，体表与脏腑，官窍、皮肉、筋腱和骨骼之间紧密地联系在一起，使有机体各部分之间保持着完整和统一。

2.运行气血，协调阴阳

《灵枢·本藏》论经络的作用是："行血气而营阴阳，濡筋骨，利关节"。气血是人体生命活动的物质基础，全身各组织器官只有得到气血的营养才能完成正常的生理功能。经气推动气血在经脉中的运行，约束气血的运行轨道，调节气血的容量，对全身脏腑气血阴阳的协调平衡起着总领的作用。没有经络系统对全身的维系、协调和平衡，就不可能有机体正常的生命运动。

3.抗御病邪，反应证候

经络内联脏腑，外络肢节，网络周身，当人体正气充足时，经脉之气就能首当其冲，奋起抵御外邪的入侵；而当人体正气不足，抵抗力下降时，经络便会成为疾病的传入通路。邪气侵入人体，通过经络的传导由表向里，由浅入深，传入内脏及其他部分。

经络是人体通内达外的一个联络系统，在生理功能失调时，又是病邪传入的途径，具有反映疾病症候的特点。如在有些疾病的病理过程中，常可在经络循行通路上出现明显的压痛，或结节、条索状等反应物，或相应的部位皮肤色泽、形态、温度等变化。通过望色、循经触摸物和按压等，可推断疾病的病理状况。

4. 传导感应，调整虚实

针灸、按摩、气功等方法之所以能防病治病，正是基于经络具有传导感应和调整虚实的作用。针刺治疗必须“得气”，针刺中的“得气”现象和“行气”现象是经络传导感应现象的表现。经络的调整虚实功能是以正常情况下的协调阴阳作为基础，针灸治疗就是通过适当的穴位和运用适量的刺激方法激发经络本身的功能，调节机体失常的机能使之趋向平衡。

第二节　十二经脉

一、名称

十二经脉即手三阴经（肺、心包、心）、手三阳经（大肠、三焦、小肠）、足三阳经（胃、胆、膀胱）、足三阴经（脾、肝、肾）的总称。由于它们隶属于十二脏腑，为经络系统的主体，故又称为“正经”。

十二经脉的命名是结合手足、阴阳、脏腑三个方面而定的。阳分少阳、阳明、太阳；阴分少阴、厥阴、太阴。根据脏属阴、腑属阳，内侧为阴、外侧为阳的原则，把各经所属脏腑结合循行于四肢的部位，定出各经的名称。即属脏而循行于肢体内侧的为阴经，否则为阳经。

二、循行特点

凡属六脏(五脏加心包)的经脉称“阴经”，它们从六脏发出后，多循行于四肢内侧及胸腹部，上肢内侧者为手三阴，下肢内侧者为足三阴经。凡属六腑的经脉标为“阳经”，它们从六腑发出后，多循行四肢外侧面及头面，躯干部，上肢外侧者为手三阳经，下肢外侧者为足三阳经。十二经脉的头身四肢的分布规律是：手足三阳经为“阳明”在前，“少阳”在中(侧)，“太阳”在后；手足三阴经为“太阴”在前，“厥阴”在中，“少阴”在后。

十二经脉名称表

	阴经 (属脏)	阳经 (属腑)	循行部位 (阴经行于内侧，阳经行于外侧)	
手	太阴肺经 厥阴心包经 少阴心经	阳明大肠经 少阳三焦经 太阳小肠经	上肢	前缘 中缘 后缘

续表

	阴经 （属脏）	阳经 （属腑）	循行部位 （阴经行于内侧，阳经行于外侧）	
足	太阴脾经* 厥阴肝经* 少阴肾经	阳明胃经 少阳胆经 太阳膀胱经	下肢	前缘 中缘 后缘

* 在小腿下半部和足背部，肝经在前缘，脾经在中线。在内踝尖上八寸处交叉后，脾经在前缘，肝经在中线。

三、十二经脉的走向与交接规律

十二经脉的走向总规律《灵枢·逆顺肥瘦》说：“手之三阴，从胸走手；手之三阳，从手走头；足之三阳，从头走足；足之三阴，从足走腹”。

十二经脉的循行交接规律：①相表里的阴经与阳经在四肢末端交接。②同名的手足阳经在头面部交接。③相互衔接的手足阴经在胸中交接。

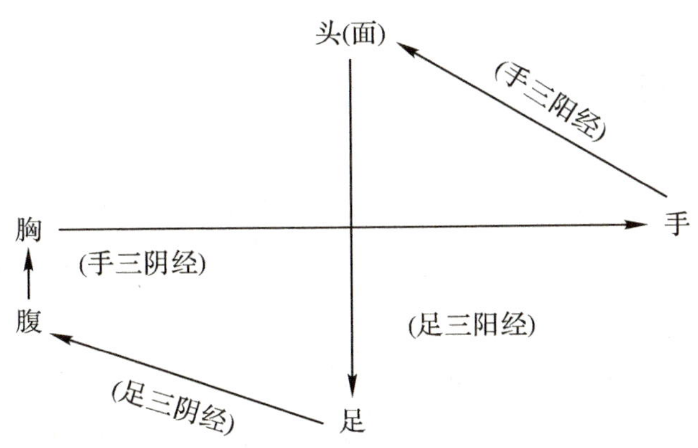

十二经脉走向交接规律示意图

四、十二经脉的流注次序

十二经的流注次序可用口诀“肺大胃脾心小肠，膀肾包焦及胆肝”来记忆，其具体流注顺序如下图所示。

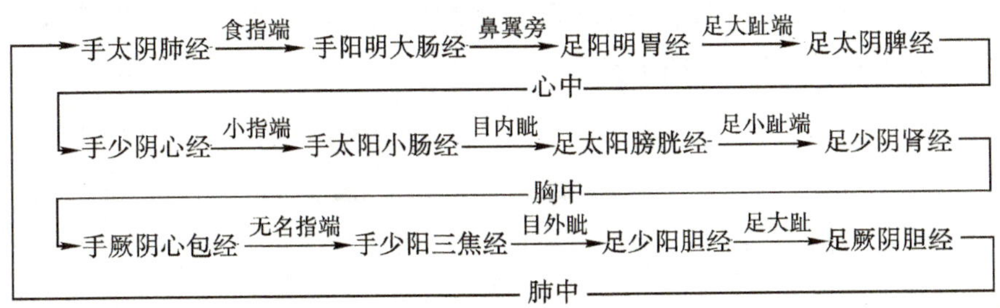

十二经脉流注次序

五、十二经脉的循行

目前，针灸经络的国际标准代码是根据 1989 年世界卫生组织的日内瓦会议修订的。一般是以经络所属脏腑英文的两个字母缩写，比如手太阴肺经(Points of Lung Meridian of Hand-taiyin)，肺的英文是 lung，所以手太阴肺经的国际代码就是 LU。每经的穴位按照经穴循行按照阿拉伯数字的次序编排，如 LU1 就是就是肺经的循行的第 1 个穴位中府，以此类推。

1. 手太阴肺经(Lung Meridian of Hand-taiyin，LU)

起于中焦，下络大肠，还循胃口(下口幽门，上口贲门)，通过膈肌，属肺，从肺系(与肺相连的气管、支气管及喉咙等)横行至胸部外上方(中府穴)，出腋下，沿上肢内侧前缘下行，过肘窝，入寸口，上鱼际，直出拇指桡侧端(少商穴)。

分支：从手腕的后方(列缺穴)分出，沿掌背侧走向食指桡侧端(商阳穴)，交于手阳明大肠经。

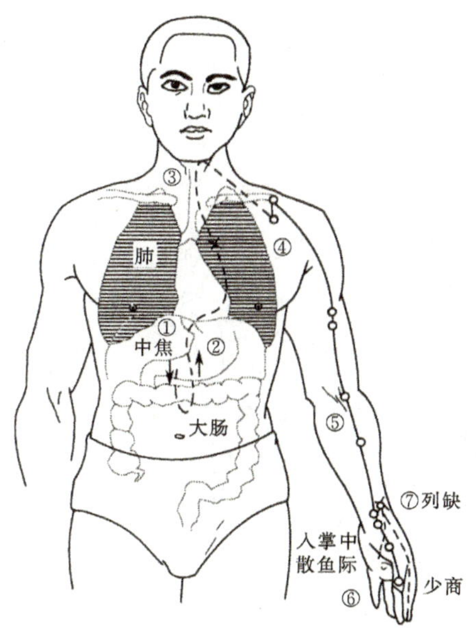

手太阴肺经

2. 手阳明大肠经(Large Intestine Meridian of Hand-yang-ming, LI)

起于食指桡侧端(商阳穴)，经过手背部行于上肢伸侧(外侧)前缘，上走肩，至肩关节前缘，向后到第七颈椎棘突下(大椎穴)，再向前下行入缺盆(锁骨上窝)，进入胸腔络肺，向下通过膈肌下行至大肠，属大肠。

分支：从锁骨上窝上行，经颈部至面颊，入下齿中，回出挟口两旁，左右交叉于人中，至对侧鼻翼旁(迎香穴)，交于足阳明胃经。

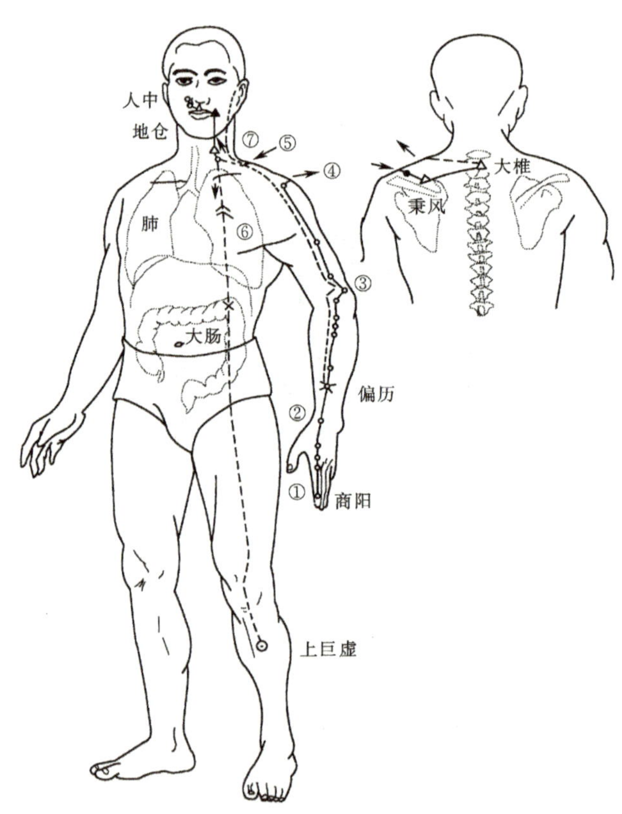

手阳明大肠经

3. 足阳明胃经(Stomach Meridian of Foot-yangming, ST)

起于鼻翼旁(迎香穴)，挟鼻上行，左右交会于鼻根部，旁行入目内眦，与足太阳经相交，向下沿鼻柱外侧，入上齿中，出而挟口两旁，环绕口唇，在颏唇沟承浆穴处左右相交，退回沿下颌骨后下缘到大迎穴处，沿下颌角上行过耳前，经过上关穴(客主人)，沿发际，到额前。

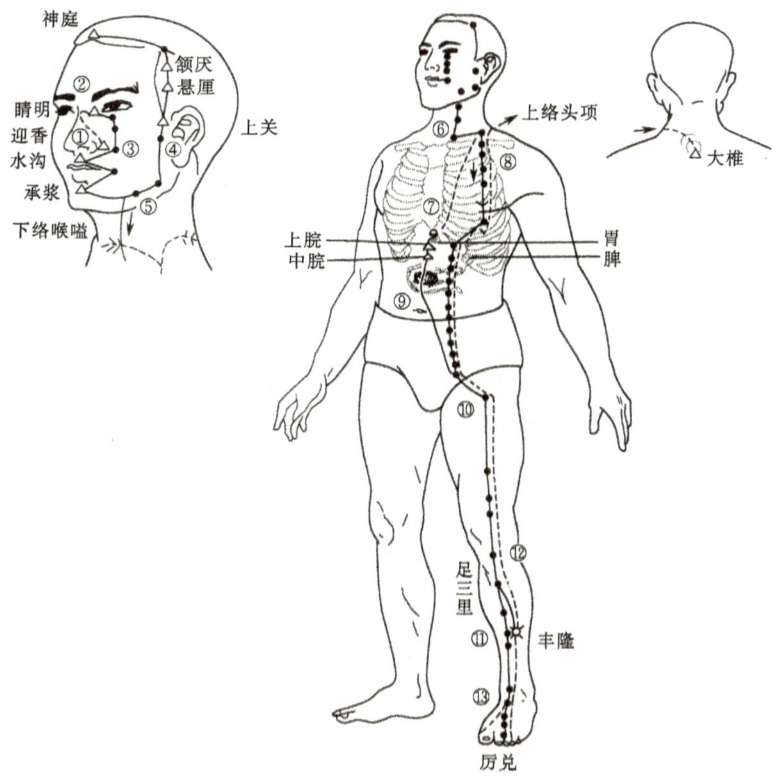

足阳明胃经

分支：从颌下缘(大迎穴)分出，下行到人迎穴，沿喉咙向下后行至大椎，折向前行，入缺盆，深入体腔，下行穿过膈肌，属胃，络脾。

直行者：从缺盆出体表，沿乳中线下行，挟脐两旁(旁开 2 寸)，下行至腹股沟处的气街(气冲穴)。

分支：从胃下口幽门处分出，沿腹腔内下行至气街，与直行之脉会合，而后沿大腿之前侧下行，至膝膑，向下沿胫骨前缘行至足背，入足第二趾外侧端(厉兑穴)。

分支：从膝下三寸处(足三里穴)分出，下行入中趾外侧端。

分支：从足背(冲阳穴)分出，前行入足大趾内侧端(隐白穴)，交于足太阴脾经。

4. **足太阴脾经**(Spleen Meridian of Foot-taiyin，SP)

起于足大趾内侧端(隐白穴)，沿内侧赤白肉际，上行过内踝的前缘，沿小腿内侧正中线上行。至内踝尖上八寸处，交出足厥阴肝经之前，上行沿大腿内侧前缘，进入腹中，属脾，络胃。向上穿过膈肌，沿食道两旁，连舌本，散舌下。

分支：从胃别出，上行通过膈肌，注入心中，交于手少阴心经。

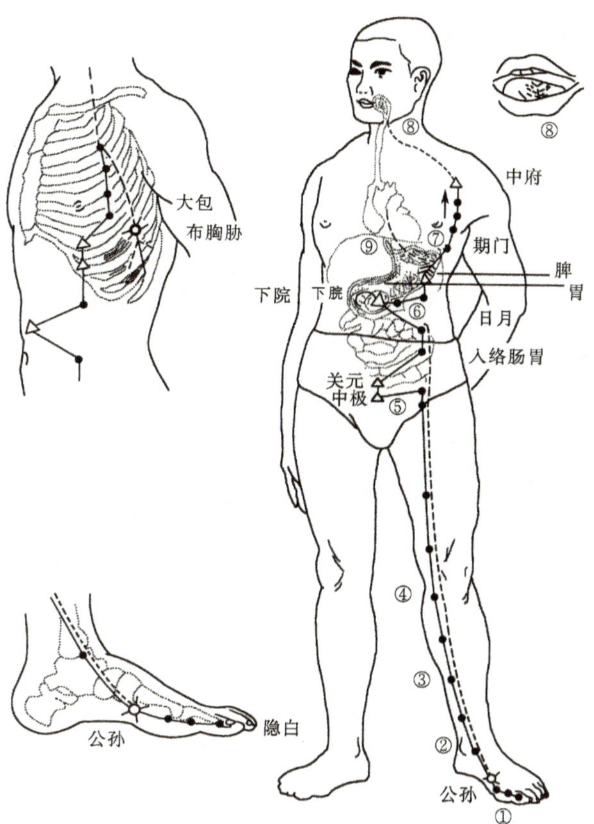

足太阴脾经

5. **手少阴心经**(Heart Meridian of Hand-shaoyin，HT)

起于心中，走出后属心系(心与其他脏腑相连的脉络)，向下穿过膈肌，络小肠。

分支：从心系分出，挟食道上行，连于目系(目与脑相连的脉络)。

直行者：从心系出来，退回上行经过肺，向下浅出腋下(极泉穴)，沿上肢内侧后缘，过肘中，经掌后锐骨端，进入掌中，沿小指桡侧，出小指桡侧端(少冲穴)，交于手太阳小肠经。

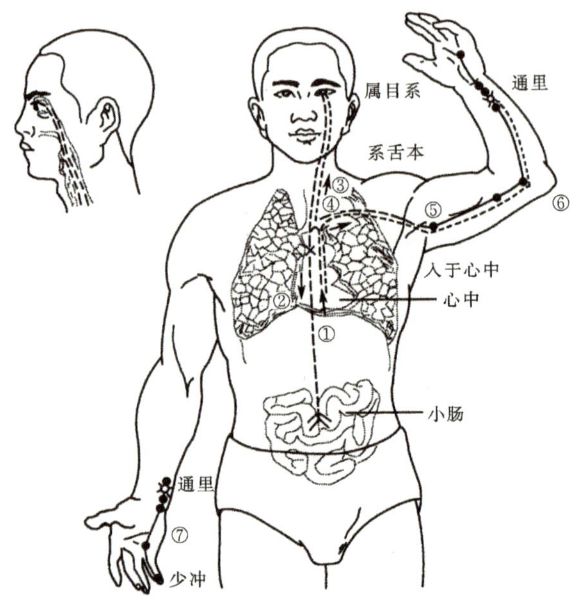

手少阴心经

6. 手太阳小肠经(Small Intestine Meridian of Hand-taiyang, SI)

起于小指尺侧端(少泽穴)，沿手背尺侧上腕部，循上肢外侧后缘，过肘部，到肩关节后面，绕行肩胛部，交肩上后入大椎穴，再前行入缺盆，深入体腔，络心，沿食道下行，穿过膈肌，到达胃部，下行，属小肠。

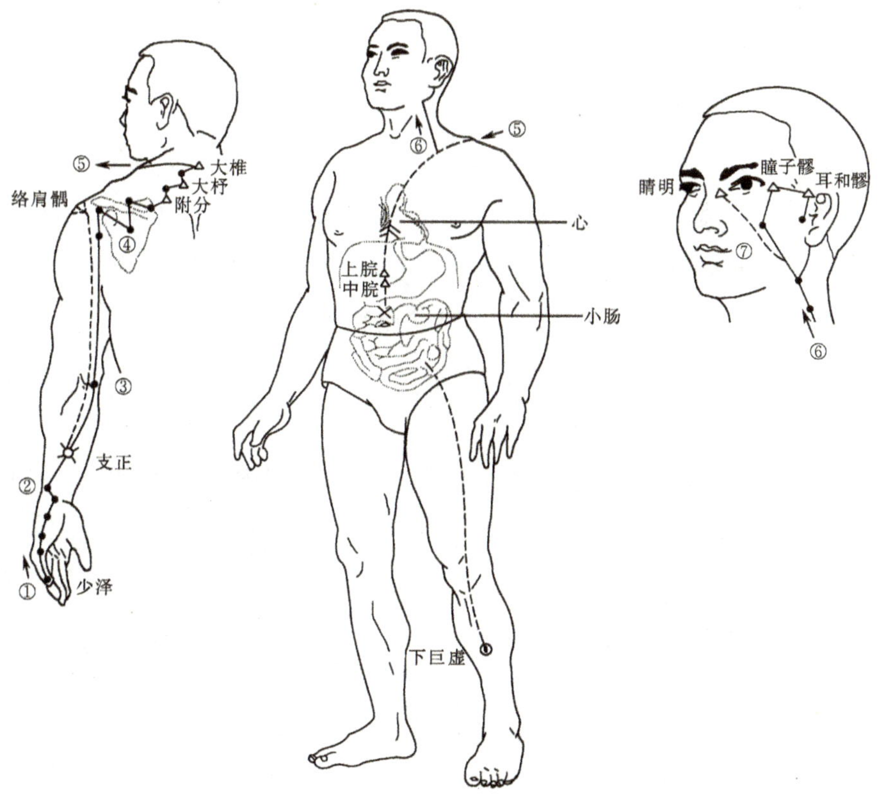

手太阳小肠经

分支：从缺盆出来，沿颈部上行到面颊，至目外眦后，退行进入耳中（听宫穴）。

分支：从面颊部分出，向上行于目眶下，至目内眦（睛明穴），交于足太阳膀胱经。

7. 足太阳膀胱经（Bladder Meridian of Foot-taiyang，BL）

起于目内眦（睛明穴），向上到达额部，左右交会于头顶部（百会穴）。

分支：从头顶部分出，到耳上角处的头侧部。

直行者：从头顶部分出，向后行至枕骨处，进入颅腔，络脑，回出后下行到项部（天柱穴），下行交会于大椎穴，再分左右沿肩胛内侧、脊柱两旁（脊柱正中旁开 1.5 寸）下行，到达腰部（肾俞穴），进入脊柱两旁的肌肉，深入体腔，络肾，属膀胱。

分支：从腰部分出，沿脊柱两旁下行，穿过臀部，从大腿后侧外缘下行至腘窝中（委中穴）。

分支：从项部（天柱穴）分出下行，经肩胛内侧，从附分穴挟脊（脊柱正中旁开 3 寸）下行至髀枢（髋关节，当环跳穴处），经大腿后侧至腘窝中，与前一支脉会合，然后下行穿过腓肠肌，出走于足外踝后，沿足背外侧缘至小趾外侧端（至阴穴），交于足少阴肾经。

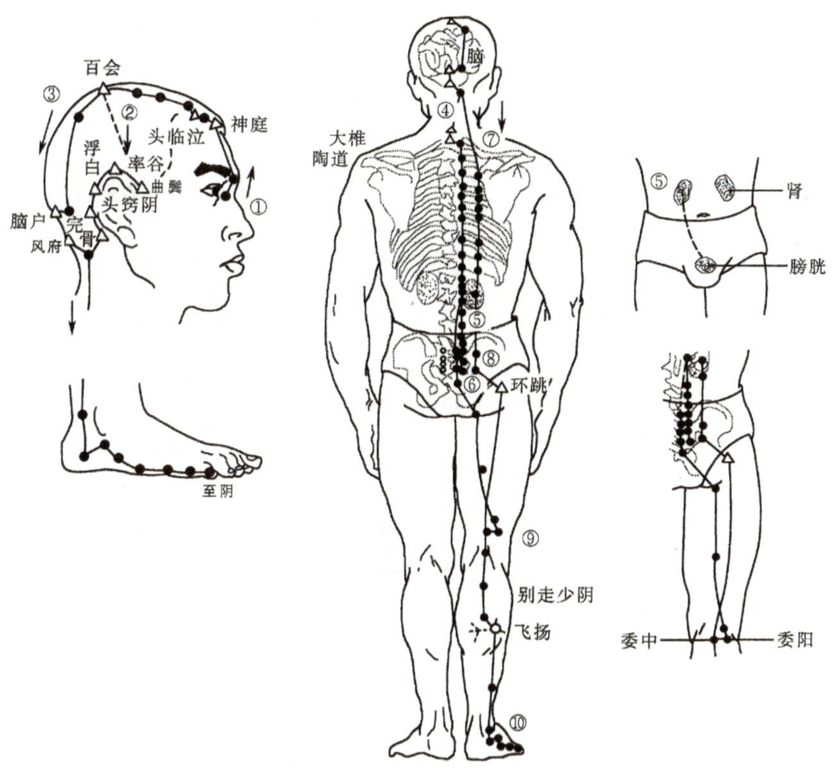
百会
③
②
神庭
头临泣
浮白
率谷
曲鬓
①
头窍阴
脑户
完骨
风府
至阴
脑
④
⑦
大椎
陶道
⑤
⑧
⑥
环跳
⑨
别走少阴
飞扬
⑩
⑤
肾
膀胱
委中
委阳

足太阳膀胱经

8. 足少阴肾经(Kidney Meridian of Foot-shaoyang，KI)

起于足小趾下，斜行于足心(涌泉穴)，出行于舟骨粗隆之下，沿内踝后，分出进入足跟部，向上沿小腿内侧后缘，至腘窝内侧，上股内侧后缘入脊内(长强穴)，穿过脊柱至腰部，属肾，络膀胱。

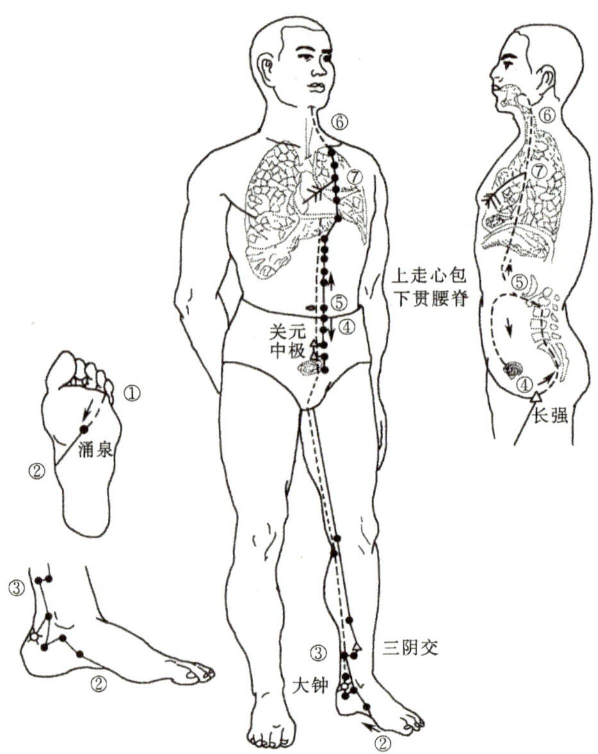

足少阴肾经

直行者：从肾上行，穿过肝和膈肌，进入肺，沿喉咙，到舌根两旁。

分支：从肺中分出，络心，注入胸中，交于手厥阴心包经。

9. **手厥阴心包经**(Pericardium Meridian of Hand-jueyin，PC)

起于胸中，出属心包络，向下穿过膈肌，依次络于上、中、下三焦。

分支：从胸中分出，沿胸浅出胁部，当腋下三寸处(天池穴)，向上至腋窝下，沿上肢内侧中线入肘，过腕部，入掌中(劳宫穴)，沿中指桡侧，出中指桡侧端(中冲穴)。

分支：从掌中分出，沿无名指出尺侧端(关冲穴)，交于手少阳三焦经。

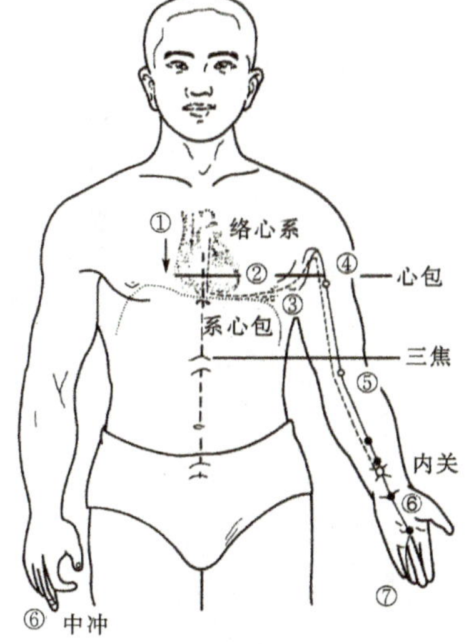

手厥阴心包经

10. 手少阳三焦经(Triple Energizer Meridian of Hand-shaoyang, TE)

起于无名指尺侧端(关冲穴),向上沿无名指尺侧至手腕背面,上

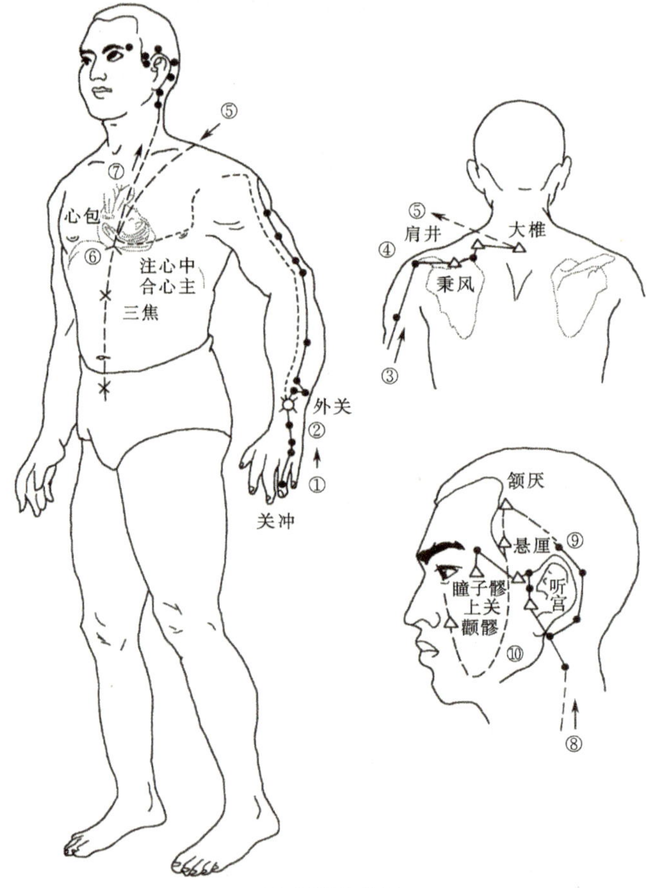

手少阳三焦经

行前臂外侧尺、桡骨之间，过肘尖，沿上臂外侧向上至肩部，向前行入缺盆，布于膻中，散络心包，穿过膈肌，依次属上、中、下三焦。

分支：从膻中分出，上行出缺盆，至肩部，左右交会于大椎，分开上行到项部，沿耳后(翳风穴)，直上出耳上角，然后屈曲向下经面颊部至目眶下。

分支：从耳后分出，进入耳中，出走耳前，经上关穴前，在面颊部与前一支相交，至目外眦(瞳子髎穴)，交于足少阳胆经。

11. 足少阳胆经(Gallbladder Meridian of Foot-shaoyang，GB)

起于目外眦(瞳子髎穴)，上至额角(颔厌穴)，再向下到耳后(完骨穴)，再折向上行，经额部至眉上(阳白穴)，又向后折至风池穴，沿颈下行至肩上，左右交会于大椎穴，分开前行入缺盆。

分支：从耳后完骨穴分出，经翳风穴进入耳中，出走于耳前，过听宫穴至目外眦后方。

分支：从目外眦分出，下行至下颌部的大迎穴处，同手少阳经分布于面颊部的支脉相合，复行至目眶下，再向下经过下颌角部，下行至颈部，经颈前人迎穴旁，与前脉会合于缺盆。然后下行进入胸腔，穿过膈肌，络肝，属胆，沿胁里浅出气街，绕毛际，横向至髋关节(环跳穴)处。

直行者：从缺盆下行至腋，沿胸侧，过季胁，下行至髋关节(环跳穴)处与前脉会合，再向下沿大腿外侧、膝关节外缘，行于腓骨前面，直下至腓骨下端(绝骨穴)，浅出外踝之前，沿足背行出于足第四趾外侧端(足窍阴穴)。

分支：从足背（足临泣穴）分出，前行出足大趾外侧端，折回穿过爪甲，分布于足大趾爪甲后丛毛处，交于足厥阴肝经。

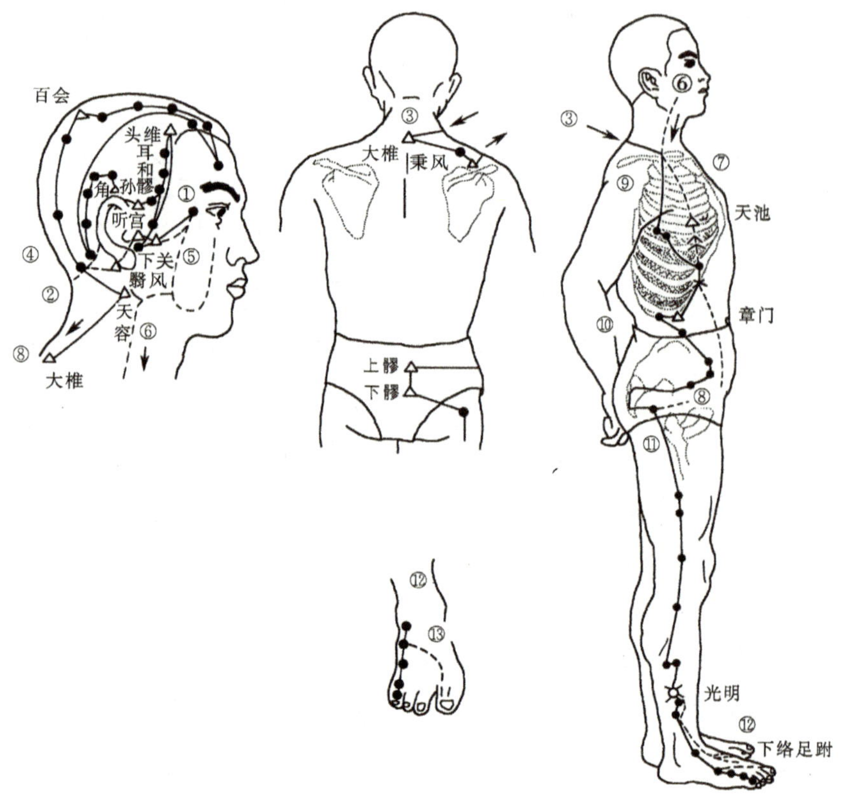

足少阳胆经

12. 足厥阴肝经(Liver Meridian of Foot-jueyin，LR)

起于足大趾爪甲后丛毛处，向上沿足背至内踝前一寸处(中封穴)，向上沿胫骨内缘，在内踝尖上八寸处交出足太阴脾经之后，上

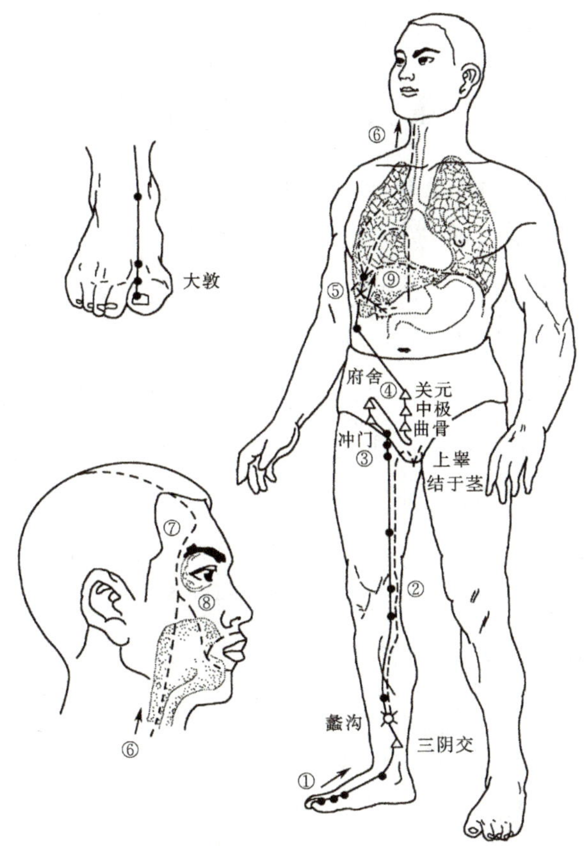

足厥阴肝经

行过膝内侧，沿大腿内侧中线进入阴毛中，绕阴器，至小腹，挟胃两旁，属肝，络胆，向上穿过膈肌，分布于胁肋部，沿喉咙的后边，向上进入鼻咽部，上行连接目系，出于额，上行与督脉会于头顶部。

分支：从目系分出，下行颊里，环绕口唇的里边。

分支：从肝分出，穿过膈肌，向上注入肺，交于手太阴肺经。

第三节　奇经八脉

奇经八脉，指别道奇行的经脉，是任、督、冲、带、阴维、阳维、阴跷、阳跷脉八条经脉的总称。它们与十二正经不同，既不直属脏腑，又无表里配合，故称“奇经”。其生理功能，主要是对十二经脉的气血运行，起涵蓄、调节作用。

任脉为“阴脉之海”，为诸条阴经交会之脉，具有调节全身阴经经气的作用。督脉为“阳脉之海”，诸阳经均与其交会，具有调节全身阳经经气的作用。冲脉为“十二经之海”，具有涵蓄十二经气血的作用，又称“血海”。带脉约束诸经。阴维脉、阳维脉分别调节六阴经和六阳经的经气，以维持阴阳协调和平衡。阴跷、阳跷脉共同调节肢体运动和眼睑的开合功能。

奇经八脉中的腧穴，大多寄附于十二经之中，唯任、督二脉，有其专属的腧穴，故与十二经相提并论，合称为“十四经”。

一、督脉的循行及其生理功能

1. 循行部位

督脉(Governor Vessel,GV)起于胞中，下出会阴，向后至尾骶部的长强穴，沿脊柱上行，经项部至风府穴，进入脑内，属脑，沿头

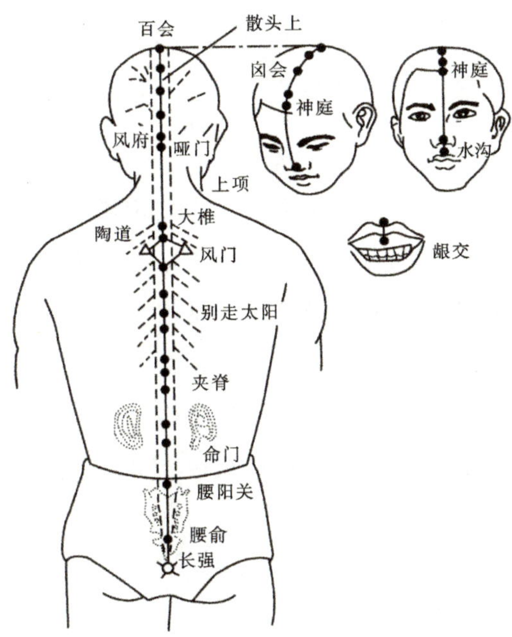

督　脉

部正中线，上至巅顶的百会穴，经前额下行鼻柱至鼻尖的素髎穴，过人中，至上齿正中的龈交穴。

分支：与冲、任二脉同起于胞中，出于会阴部，在尾骨端与足少阴肾经、足太阳膀胱经的脉气会合，贯脊，属肾。

分支：从小腹直上贯脐，向上贯心，至咽喉与冲、任二脉相会合，到下颌部，环绕口唇，至两目下中央。

分支：与足太阳膀胱经同起于眼内角，上行至前额，于巅顶交会，入络于脑，再别出下项，沿肩胛骨内，脊柱两旁，到达腰中，进入脊柱两侧的肌肉，与肾脏相联络。

2. 生理功能

(1)调节阳经气血，为“阳脉之海”：督脉循身之背，背为阳，起督促的作用。另外，六条阳经都与督脉交会于大椎穴，督脉对全身阳经有调节、统率作用，故有“总督一身阳经”之说。

(2)反映脑、肾及脊髓的功能：督脉属脑，络肾。肾生髓，脑为髓海。督脉与脑、肾、脊髓的关系十分密切。(3)主生殖功能：督脉络肾，与肾气相通，肾主生殖，故督脉与生殖功能有关。

二、任脉的循行及其生理功能

1. 循行部位

任脉(Conception Vessel,CV)起于胞中，下出于会阴，经阴阜，沿腹部正中线上行，经咽喉部(天突穴)，到达下唇内，左右分行，环绕口唇，交会于督脉之龈交穴，再分别通过鼻翼两旁，上至眼眶下(承泣穴)，交于足阳明经。

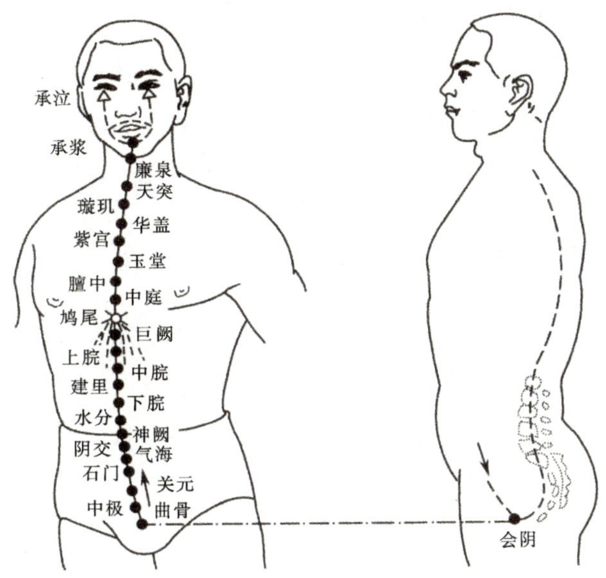

任　脉

分支：由胞中贯脊，向上循行于背部。

2. **生理功能**

(1)调节阴经气血，为“阴脉之海”：任脉循行于腹部正中，腹为阴，且足三阴经在小腹与任脉相交，手三阴经借足三阴经与任脉相通，因此任脉对全身阴经气血有总揽调节作用，故有“总任诸阴”之说。

(2)调节月经，妊养胎儿：任脉起于胞中，具有调节月经，促进女子生殖功能的作用，故有“任主胞胎”之说。

十四经是针灸学经络学说的重要内容，由于十四经具有一定的循环路线和证候及其专属腧穴主治，它不但是经络系统的主干，而且在临床上还是辨证归经（诊断疾病）和循经取穴施治的基础。因此，学习艾灸及临床应用时也必须熟悉和掌握十四经的特点。

第五章 腧 穴

腧穴是人体脏腑经络之气输注于体表的特殊部位。腧，本写作“输”，或从简作“俞”，有转输、输注的含义，言经气转输之义；穴，即孔隙的意思，言经气所居之处。

腧穴在《内经》中又称作“节”、“会”、“气穴”、“气府”、“骨空”等；后世医家还将其称之为“孔穴”、“穴道”、“穴位”；宋代的《铜人腧穴针灸图经》则通称“腧穴”。虽然“腧”、“输”、“俞”三者均指腧穴，但在具体应用时却各有所指。腧穴，是对穴位的统称；输穴，是对五输穴中的第三个穴位的专称；俞穴，专指特定穴中的背俞穴。

人体的腧穴既是疾病的反应点，又是针灸的施术部位。腧穴与经络、脏腑、气血密切相关。《灵枢·九针十二原》载：“欲以微针通其经脉，调其血气，营其逆顺出入之会。”说明针灸通过经脉、气血、腧穴三者的共同作用，达到治疗目的。经穴均分别归属于各经脉，经脉又隶属于一定的脏腑，故腧穴-经脉-脏腑间形成了不可分割的联系。

第一节　腧穴总论

一、腧穴的分类

人体的腧穴大体上可归纳为十四经穴、奇穴、阿是穴三类。

1. 十四经穴

十四经穴是指具有固定的名称和位置，且归属于十二正经和任脉、督脉的腧穴。这类腧穴具有主治本经和所属脏腑病症的共同作用，归于十四经脉系统中，简称“经穴”。十四经穴共有361个，是腧穴的主要部分。

2. 奇穴

奇穴是指既有一定的名称，又有明确的位置，但尚未归入或不便归入十四经系统的腧穴。这类腧穴的主治范围比较单纯，多数仅对某些病症有特殊疗效，因而未归入十四经系统，故又称“经外奇穴”。

3. 阿是穴

阿是穴是指既无固定名称，亦无固定位置，而是以压痛点或其他反应点作为针灸施术部位的一类腧穴。又称“天应穴”、“不定穴”、“压痛点”等。唐代孙思邈《备急千金要方》载：“有阿是之法，言人有病痛，即令捏其上，若里当其处，不问孔穴，即得便快成痛处，即云阿是，灸刺皆验，故曰阿是穴也。”阿是穴无一定数目。

二、腧穴的命名

腧穴的名称均有一定的含义，《千金翼方》指出：“凡诸孔穴，名不徒设，皆有深意。”历代医家以腧穴所居部位和作用为基础，结合自然界现象和医学理论等，采用取类比象的方法对腧穴命名。了解腧穴命名的含意，有助于熟悉、记忆腧穴的部位和治疗作用。兹将腧穴命名择要分类说明如下。

1.根据所在部位命名

根据所在部位命名即根据腧穴所在的人体解剖部位而命名，如腕旁的腕骨，乳下的乳根，面部颧骨下的颧髎，第7颈椎棘突下的大椎等。

2.根据治疗作用命名

根据治疗作用命名即根据腧穴对某种病症的特殊治疗作用命名，如治目疾的睛明、光明，治水肿的水分、水道，治面瘫的牵正等。

3.利用天体地貌命名

利用天体地貌命名即根据自然界的天体名称如日、月、星、辰等和地貌名称如山、陵、丘、墟、溪、谷、沟、泽、池、泉、海、渎等，结合腧穴所在部位的形态或气血流注的状况而命名，如日月、上星、太乙、承山、大陵、商丘、丘墟、太溪、合谷、水沟、曲泽、涌泉、小海、四渎等。

4.参照动植物命名

参照动植物命名即根据动植物的名称，以形容腧穴所在部位的形象而命名，如伏兔、鱼际、犊鼻、鹤顶、攒竹、口禾髎等。

5.借助建筑物命名

借助建筑物命名即根据建筑物来形容某些腧穴所在部位的形态或作用特点而命名，如天井、印堂、巨阙、脑户、屋翳、膺窗、库房、地仓、气户、梁门等。

6.结合中医学理论命名

结合中医学理论命名即根据腧穴部位或治疗作用，结合阴阳、脏腑、经络、气血等中医学理论命名，如阴陵泉、阳陵泉、心俞、三阴交、三阳络、百会、气海、血海、神堂、魄户等。

三、腧穴的作用

1.近治作用

近治作用为所有腧穴均能治疗该穴所在部位及邻近组织、器官的局部病症，这是一切腧穴主治作用所具有的共同特点，是“腧穴所在，主治所在”规律的体现。

2. 远治作用

远治作用是指腧穴具有治疗其远隔部位的脏腑、组织器官病症的作用，是十四经腧穴主治作用的基本规律。在十四经穴中，尤其是十二经脉在四肢肘膝关节以下的腧穴，不仅能治疗局部病症，还可治疗本经循行所及的远隔部位的组织器官、脏腑的病症，有的甚至可影响全身的功能。如合谷穴不仅可治上肢病，还可治本经所过处的颈部及头面部疾患，同时还可治疗外感发热病；足三里不但治疗下肢病，而且对调整消化系统功能，甚至对人体免疫反应等方面都具有一定的作用。这是“经脉所过，主治所及”规律的反映。

3. 特殊作用

特殊作用指某些腧穴所具有的双向性良性调整作用和相对特异性而言。腧穴的双向良性调整作用是指无论机体功能是亢进还是低下，治疗时均可艾灸同一腧穴，使疾病向着痊愈的方向转化和恢复。如天枢可治泻泄，同时又可治便秘；内关在心动过速时可减慢心率，心动过缓时又可提高心率。特异性如大椎退热，至阴矫正胎位等。

总之，十四经穴的主治作用，归纳起来大体是：本经腧穴可治本经病，表里经腧穴能互相治疗表里两经病，邻近经穴能配合治疗局部病。各经主治既有其特殊性，又有其共同性。

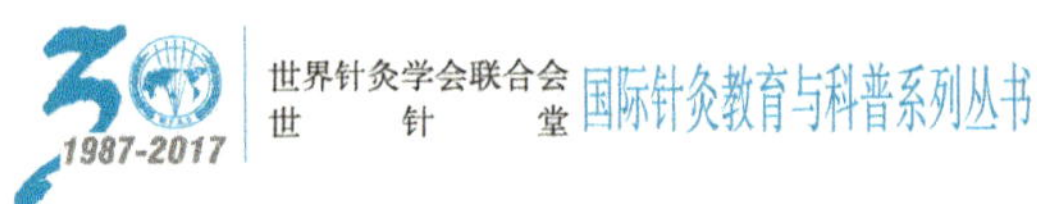

四、腧穴的定位方法

取穴是否准确，直接影响艾灸的疗效。因此，艾灸治疗，强调准确取穴。《灵枢·邪气脏腑病形》指出：“刺此者，必中气穴，无中肉节。”《千金要方》亦载：“灸时孔穴不正，无益于事，徒破好肉耳。”为了准确取穴，必须掌握好腧穴的定位方法。常用的腧穴定位方法有以下 4 种。

1. 骨度分寸定位法

骨度分寸定位法，是指主要以骨节为标志，将两骨节之间的长度折量为一定的分寸，用以确定腧穴位置的方法。不论男女、老少、高矮、胖瘦，均可按一定的骨度分寸在其自身测量。现采用的骨度分寸是以《灵枢·骨度》所规定的人体各部的分寸为基础，结合历代医家创用的折量分寸而确定的。常用的“骨度”折量寸见下表。

骨度折量寸表

部位	起止点	折量寸	度量法	说明
头面部	前发际正中→后发际正中	12	直寸	用于确定头部腧穴的纵向距离
	眉间(印堂)→后发际正中→第7颈椎棘突下(大椎)	3	直寸	用于确定头部及颈后部腧穴的纵向距离
	两额角发际(头维)之间	9	横寸	用于确定头前部腧穴的横向距离
	耳后两乳突(完骨)之间	9	横寸	用于确定头后部腧穴的横向距离

续表

部位	起止点	折量寸	度量法	说明
胸腹胁部	胸骨上窝(天突)→胸剑联合中点(歧骨)	9	直寸	用于确定胸部任脉腧穴的纵向距离
	胸剑联合中点(歧骨)→脐中	8	直寸	用于确定上腹部腧穴的纵向距离
	脐中→耻骨联合上缘(曲骨)	5	直寸	用于确定下腹部腧穴的纵向距离
	两肩胛骨喙突内侧缘之间	12	横寸	用于确定胸部腧穴的横向距离
	两乳头之间	8	横寸	用于确定胸腹部腧穴的横向距离
背腰部	肩胛骨内侧缘→后正中线	3	横寸	用于确定背腰部腧穴的横向距离
上肢部	腋前、后纹头→肘横纹(平尺骨鹰嘴)	9	直寸	用于确定上臂部腧穴的纵向距离
	肘横纹(平尺骨鹰嘴)→腕掌(背)侧远端横纹	12	直寸	用于确定前臂部腧穴的纵向距离

续表

部位	起止点	折量寸	度量法	说明
下肢部	耻骨联合上缘→髌底	18	直寸	用于确定大腿部腧穴的纵向距离
	髌底→髌尖	2	直寸	用于确定髌骨周围腧穴的纵向距离
	髌尖(膝中)→内踝尖(胫骨内侧髁下方阴陵泉→内踝尖)	15(13)	直寸	用于确定小腿内侧部腧穴的纵向距离
	股骨大转子→腘横纹(平髌尖)	19	直寸	用于确定大腿部前外侧部腧穴的纵向距离
	臀沟→腘横纹	14	直寸	用于确定大腿后部腧穴的纵向距离
	腘横纹(平髌尖)→外踝尖	16	直寸	用于确定小腿外侧部腧穴的纵向距离
	内踝尖→足底	3	直寸	用于确定足内侧部腧穴的纵向距离

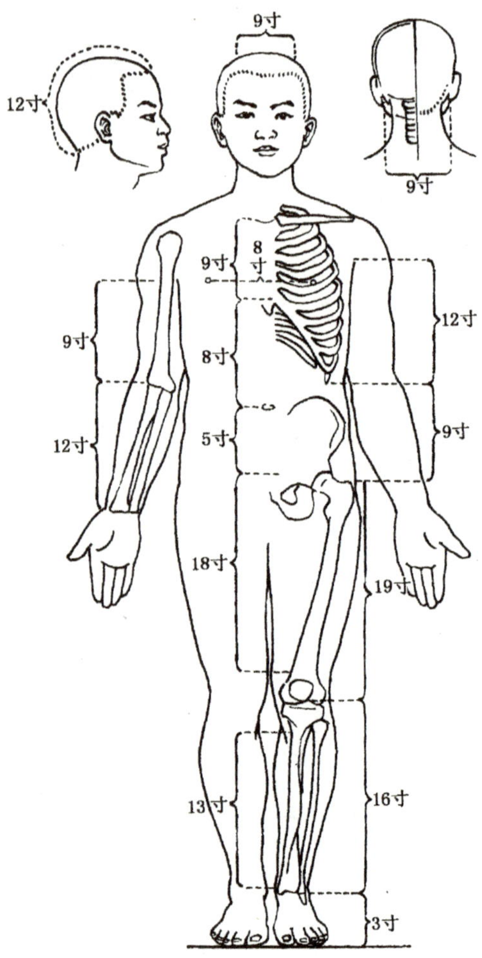

骨度分寸图

2. 体表解剖标志定位法

体表解剖标志定位法，是以人体解剖学的各种体表标志为依据来确定腧穴位置的方法，又称自然标志定位法。可分为固定的标志和活动的标志两种。

(1)固定的标志

固定的标志固定的标志指各部位由骨节和肌肉所形成的突起、凹陷、五官轮廓、发际、指(趾)甲、乳头、肚脐等，是在自然姿势下可见的标志。可以借助这些标志确定腧穴的位置。如腓骨小头前下方1寸定阳陵泉；足内踝尖上3寸，胫骨内侧缘后方定三阴交；眉头定攒竹；脐中旁开2寸定天枢等。

(2)活动的标志

活动的标志指各部的关节、肌肉、肌腱、皮肤随着活动而出现的空隙、凹陷、皱纹、尖端等，是在活动姿势下才会出现的标志。据此亦可确定腧穴的位置。如在耳屏与下颌关节之间微张口呈凹陷处取听宫；下颌角前上方约一横指当咀嚼时咬肌隆起，按之凹陷处取颊车等。

3. 手指同身寸定位法

手指同身寸定位法，是指依据患者本人手指所规定的分寸来量取腧穴的定位方法，又称“指寸法”。常用的手指同身寸有以下3种。

(1)中指同身寸：以患者中指中节桡侧两端纹头(拇、中指屈曲成环形)之间的距离作为 1 寸。

(2)拇指同身寸：以患者拇指的指间关节的宽度作为 1 寸。

(3)横指同身寸：令患者将食指、中指、无名指和小指并拢，以中指中节横纹为标准，其四指的宽度作为 3 寸。四指相并名曰“一夫”；用横指同身寸量取腧穴，又名“一夫法”。

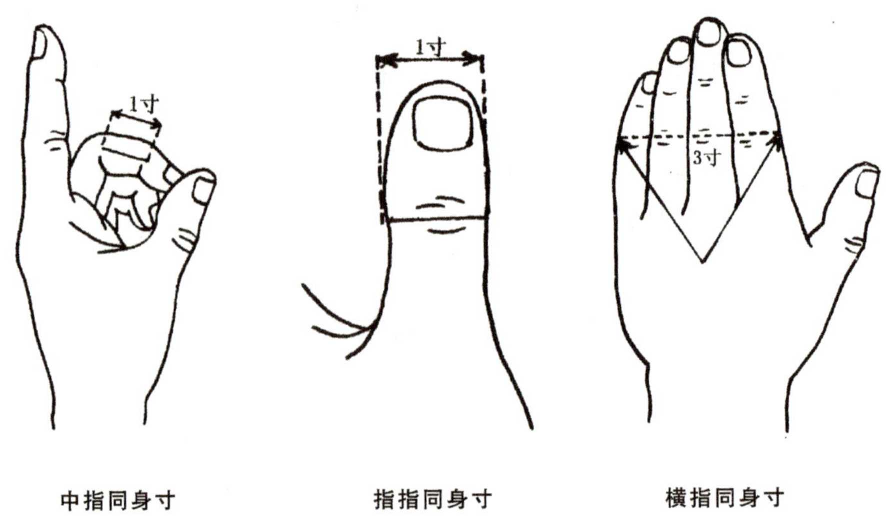

中指同身寸　　指指同身寸　　横指同身寸

4. 简便定位法

简便定位法是临床中一种简便易行的腧穴定位方法。如立正姿势，手臂自然下垂，其中指端在下肢所触及处为风市；两手虎口自然平直交叉，一手食指压在另一手腕后，高骨的上方，其食指尽端到达处取列缺等。此法是一种辅助取穴方法。

第二节　常用艾灸腧穴

一、头面颈部穴位

1. 百会(GV20)

百会，也名三阳五会。头为诸阳之会，本穴为手足三阳、督脉、足厥阴经的交会之处，故名。

【定位】在头部，前发际正中直上5寸。

【主治】头痛，眩晕，耳鸣，鼻塞，中风失语，神志病，脱肛，阴挺。

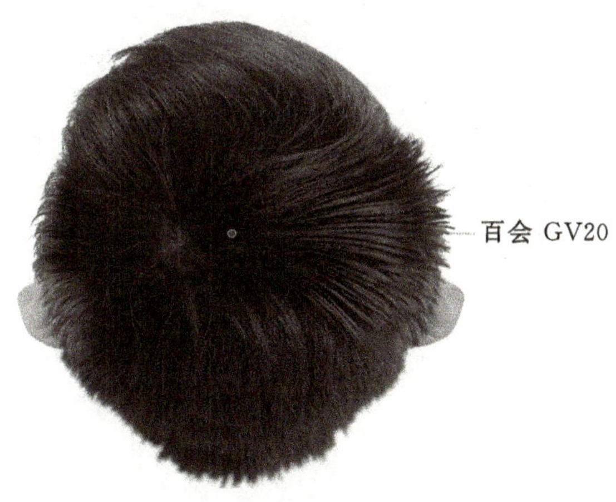

2. 印堂(GV29)

古代把前额部两眉头之间叫做印堂，故名。

【定位】在头部，两眉毛内侧端中间的凹陷中。

【主治】头痛，眩晕，鼻衄，鼻渊，失眠。

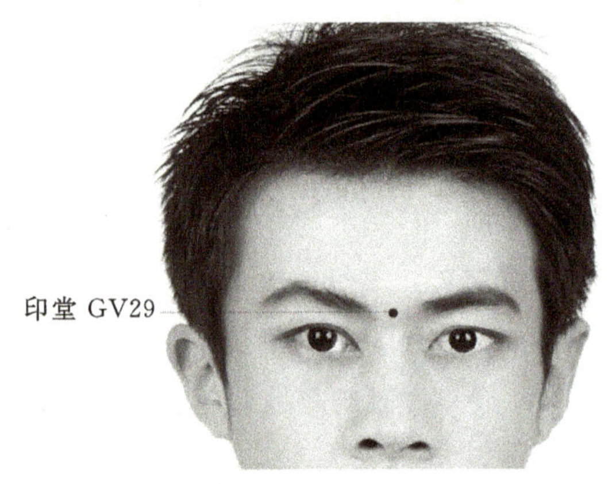

3. 太阳(EX-HN5)

本穴在头颞部的微凹处，俗称为太阳穴。

【定位】在头部，眉梢与目外眦之间，向后约一横指的凹陷中。

【主治】头痛，目疾，口眼歪斜。

4. 角孙(TE20)

角，指耳上角；孙，指脉之支别络。 穴当耳尖处，在手少阳经脉动脉别行之处，故名角孙。

【定位】在头部，折耳郭向前，耳尖正对发际处。

【主治】目赤肿痛，齿痛，痄腮。

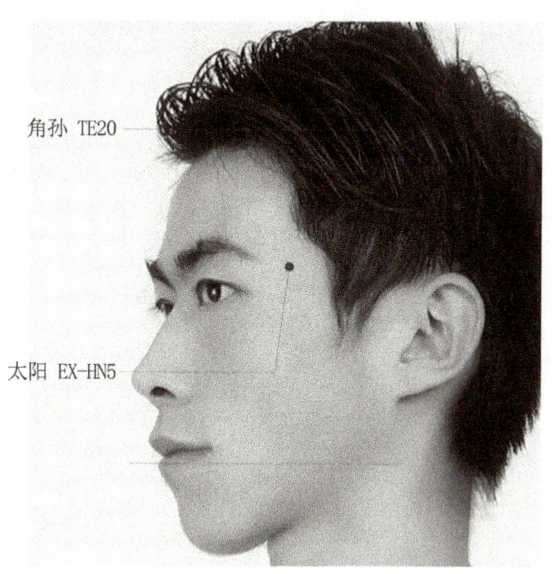

5. **风池**(GB20)

风，指风邪；池，意为池塘，这里指凹陷。穴在枕骨基底部的凹陷似池处，主治外风病，故名。

【定位】在颈后区，枕骨之下，胸锁乳突肌上端与斜方肌上端之间的凹陷中。

【主治】头痛，眩晕，失眠，目视不明，目赤痛，热病，感冒，中风不语。

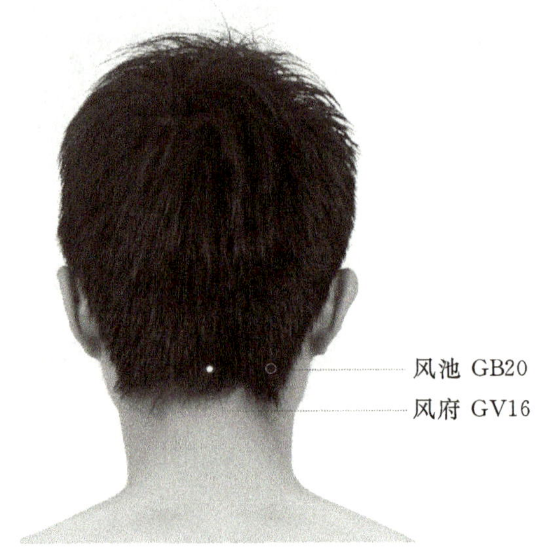

二、上肢穴位

1. 肩髃(LI15)

髃，指髃骨，即肩胛骨肩峰端。此穴位于肩端部肩峰与肱骨大结节之间，故名。

【定位】在三角肌区，肩峰外侧缘前端与肱骨大结节两骨间凹陷中。曲臂外展或向前平伸时，肩峰外侧缘前后端出现两个凹陷，前方较深凹陷即是。

【主治】肩臂疼痛，上肢不遂，风疹，瘰疬。

2. 曲池(LI11)

曲，屈曲；池，水池。穴为手阳明之合，脉气流注于此时，似手注入池中，故名。

【定位】在肘区，在肘横纹桡侧端凹陷处，或尺泽与肱骨外上髁连线的中点处。

【主治】咽喉肿痛，齿痛，目赤痛，风疹，上肢不遂，腹痛吐泻，热病。

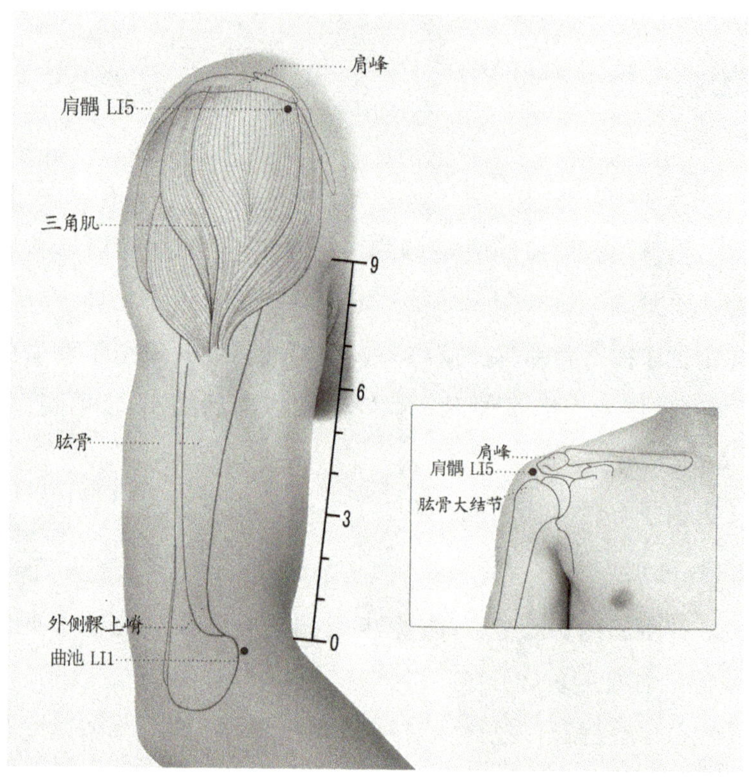

3. 尺泽(LU5)

尺，指肘部。泽，沼泽，水聚之处也。手太阴经之合穴，属水，喻手太阴脉气至此犹水之处，故名。

【定位】在肘前侧，肘横纹上，肱二头肌腱桡侧缘凹陷中。

【主治】咳嗽，咳血，潮热，气喘，咽喉肿痛，胸部胀满，小儿惊风，肘臂挛痛。

4. 列缺(LU7)

列，分解。缺，器破也，指缺口，空隙。穴为手太阴经之络穴，位于桡骨茎突上方，当肱桡肌腱与拇长展肌腱之间，有如裂隙处，故名。

【定位】在前臂，腕掌侧远端横纹上1.5寸，拇短伸肌腱与拇长展肌腱之间，拇长展肌腱沟的凹陷中。简易取穴：两手虎口交叉，一手食指按在桡骨茎突上，指尖下凹陷中是穴。

【主治】偏、正头痛，项强，咳嗽，风寒外感，咽喉肿痛。

5. 神门(HT7)

神，意为神明；门，指门户。本穴为心经之原穴，乃心神所出入之门户，又主治神志病，故名。

【定位】在腕前区，腕掌侧远端横纹尺侧端，尺侧腕屈肌腱的桡侧缘。

【主治】心痛，心烦，怔忡，惊悸，健忘，不寐，癫狂，痴呆，胁痛。

6. 少商(LU11)

少，微小之意。商，五音之一，属肺。本穴为肺经井穴，言其脉气外发似浅小水流，故名。

【定位】在手指，拇指末节桡侧，指甲根角侧上方0.1寸(指寸)。

【主治】咽喉肿痛，咳嗽，气喘，鼻衄，发热，昏厥，癫狂，拇指挛痛。

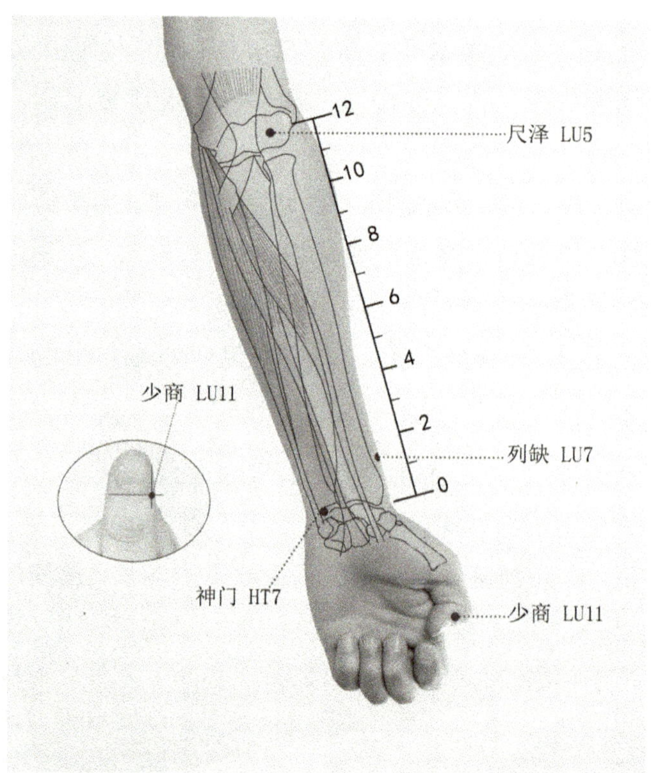

7. **支沟**(TE6)

支，又同肢，指上肢。沟，指沟渠。穴在前臂外侧尺桡骨之间，因喻脉气行于两骨间，如水行沟渠中，故名。

【定位】在前臂后区，腕背侧远端横纹上 3 寸，尺骨与桡骨间隙中点。

【主治】耳鸣，耳聋，胁肋痛，呕吐，便秘，热病，暴喑。

8. 外关(TE5)

外，指体表。关，关隘，关要。本穴为手少阳经之络穴，与阳维脉相通，阳维脉有维系、联络诸阳经之作用，主治病位在表的病症，故名。

【定位】在前臂后区，腕背侧远端横纹上2寸，尺骨与桡骨间隙中点。

【主治】热病，头痛，颊痛，落枕，耳鸣，胁肋痛，肘臂屈伸不利，手指疼痛。

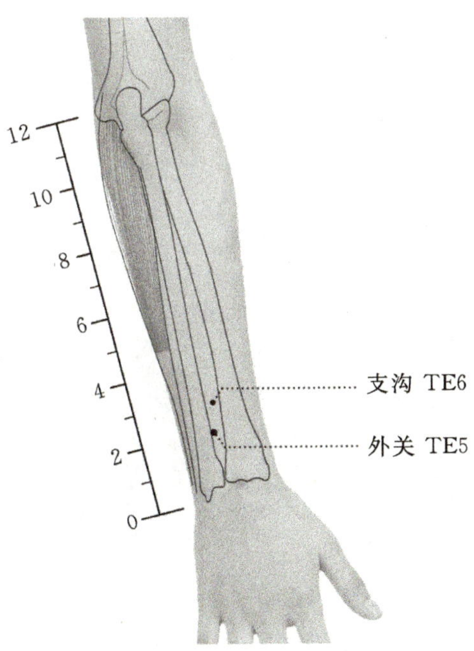

9. **内关**(PC6)

内，指内脏；关，指出入要地。本穴为八脉交会穴之一，通于阴维脉，阴维脉维系联络全身诸阴经，为治疗内脏病的要穴，故名内关。

【定位】在前臂前区，腕掌侧远端横纹上 2 寸，掌长肌腱与桡侧腕屈肌腱之间。

【主治】心痛，心悸，胸闷，胁痛，胃痛，恶心，呕吐，呃逆，热病，烦躁，疟疾。

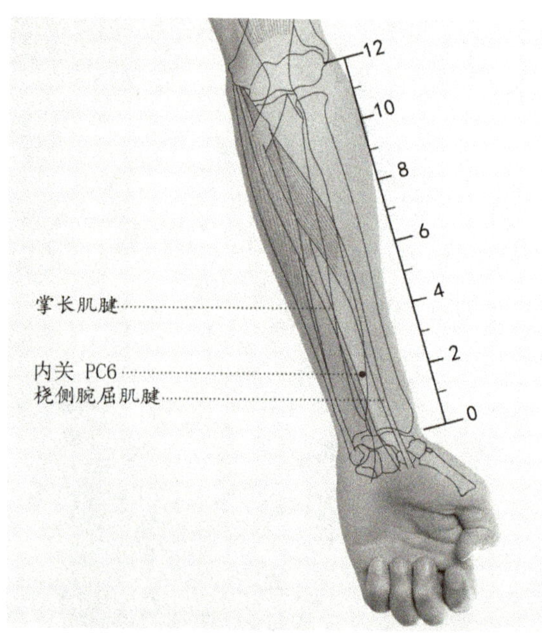

10. 养老(SI6)

养老，即奉养老人之意。本穴主治耳聋、目视不明、肩痛等老年疼痛，为调治老人疾病的要穴，故名。

【定位】在前臂后区，腕背横纹上1寸，尺骨头桡侧凹陷中。掌心向下时，在尺骨茎突的最高点；当屈肘掌心向胸时，穴在尺骨茎突的桡侧骨缝中。

【主治】目视不明，肘、肩、臂酸痛。

11. 少泽(SI1)

少，小也。泽，水所归聚之处。本穴为手太阳经之井穴，为脉气所发部位，因脉气始出而微小，故名。

【定位】在手指，小指末节尺侧，指甲根角侧上方0.1寸(指寸)。

【主治】热病，昏厥，乳汁少，咽喉肿痛，目赤，目翳。

12. 后溪(SI3)

穴在第5掌指关节后方，握拳时，当尺侧横纹阔大处，形如沟溪，故名。

【定位】在手内侧，第5掌指关节尺侧掌横纹头赤白肉际凹陷处。

【主治】头项强痛，耳鸣，耳聋，咽喉肿痛，癫狂，疟疾，闪腰，手指挛急，麻木，肩臂疼痛。

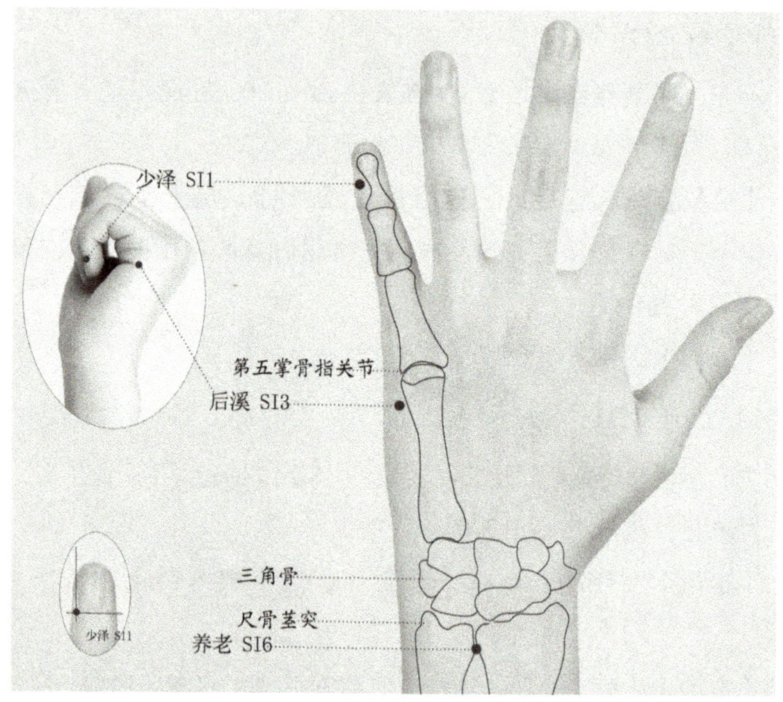

13. **合谷**(LI4)

合，意为会合；谷，意为山谷。因该穴在拇、食指相合处，形如山谷之中间，故称合谷。

【定位】在手背，第 2 掌骨桡侧的中点处。简便取穴：以一手的拇指掌面指关节横纹放在另一手的拇、食指的指蹼缘上，屈指当拇指尖端处。

【主治】头痛，颈项痛，目赤肿痛，鼻衄，鼻塞，鼻渊，齿痛，耳聋，面肿，咽喉肿痛，痄腮，牙关紧闭，口眼歪斜，热病无汗，多汗，腹痛，痢疾，便秘，闭经，小儿惊风，上肢疼痛，痿痹。

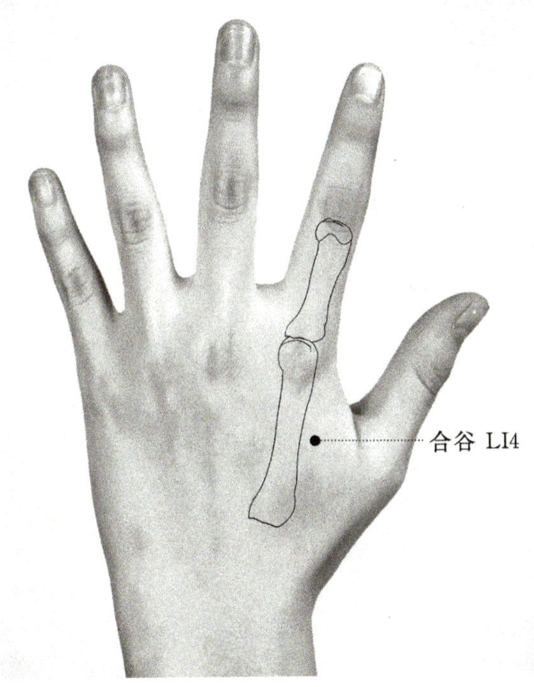

三、下肢穴位

1. 血海(SP10)

海，百川皆归之处。脾主统血，本穴为脾经脉气所发，气血归聚之处，以治血证见长，故名。

【定位】在股前区，髌底内侧端上 2 寸，股内侧肌隆起处。简便取穴法：患者屈膝，医者以掌心按于患者髌骨上，二至五指向上伸直，与大拇指成 45° 角，当拇指尖下是穴。

【主治】月经不调，痛经，崩漏，闭经，风疹瘙痒，湿疹，丹毒，股内侧痛。

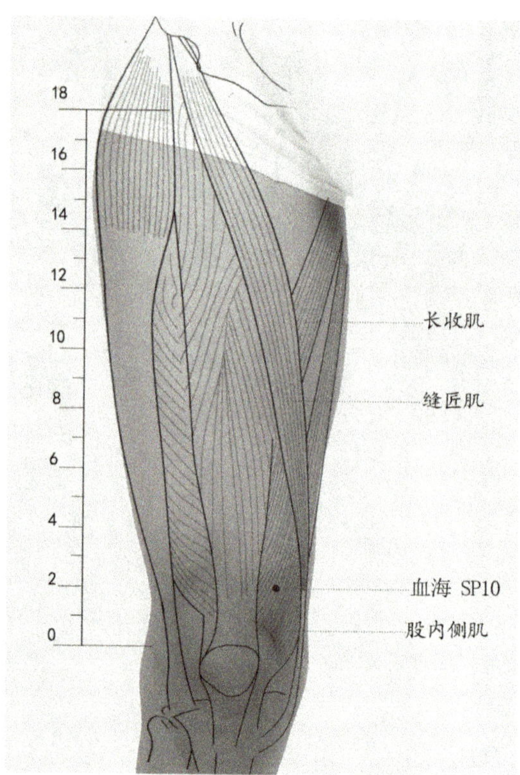

2. 犊鼻(ST35)

犊，小牛。鼻，口鼻。膝盖形如牛鼻，穴在膝眼中。刺膝膑出液，为跛。

【定位】在膝前区，髌韧带外侧凹陷处。

【主治】膝痛，屈伸不利，脚气。

3. **足三里**(ST36)

里，意为寸。本穴位于外膝眼下 3 寸，“所谓三里者，下膝三寸也”（《素问·针解篇》），故名。

【定位】在小腿外侧，犊鼻下 3 寸，距胫骨前嵴外侧一横指(中指)处。

【主治】胃痛，呕吐，呃逆，腹胀，泄泻，痢疾，便秘，虚劳羸瘦，疳积，完谷不化，乳痈，肠痈，中风偏瘫，头晕，癫狂，膝胫疼痛，脚气，水肿。

4. **上巨虚**(ST37)

上，相对于下而言；巨虚，巨大的空虚之意。本穴位于胫、腓骨之间的大空隙处，下巨虚之上，故名。

【定位】在小腿外侧，犊鼻下 6 寸，犊鼻与解溪连线上。

【主治】腹痛，腹胀，泄泻，痢疾，便秘，肠痈，中风瘫痪，脚气。

5. **丰隆**(ST40)

丰，意为丰满；隆，指隆起。本穴在伸趾长肌外侧和腓骨短肌之间，肌肉丰满而又隆起，故名。

【定位】在小腿外侧，外踝尖上 8 寸，距胫骨前肌的外缘。

【主治】头痛，眩晕，咳嗽，哮喘，痰湿证，便秘，癫痫，下肢痿痹疼痛。

6. 解溪(ST41)

解，即骨与骨之间的连接处；溪，溪流，此指凹陷处。该穴位于拇长伸肌腱与趾长伸肌腱之间的凹陷中，故名。

【定位】在踝区，踝关节前面中央凹陷中，拇长伸肌腱与趾长伸肌腱之间。

【主治】踝关节疼痛，下肢痿痹，癫狂，头痛，眩晕，腹胀，便秘。

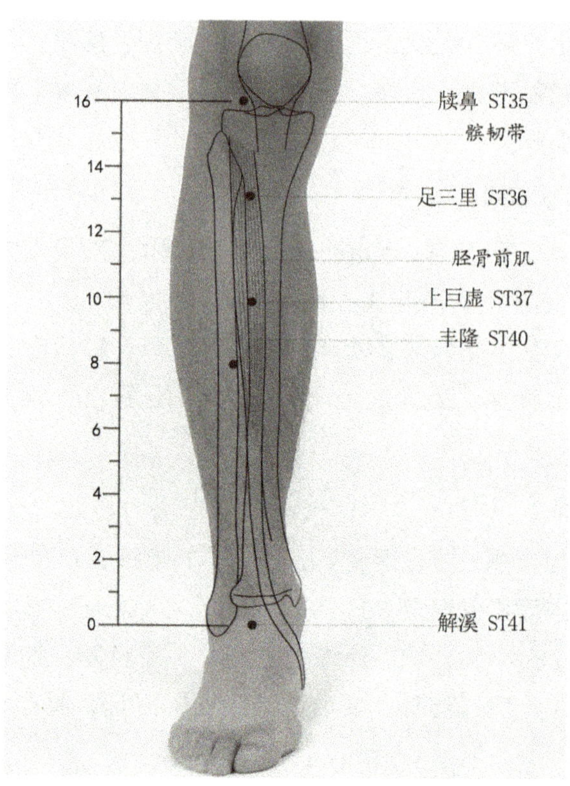

7. **委中**(BL40)

委，意为弯曲，这里指膝弯部；中，指中央。委中位于腘横纹之中点处，屈曲可得，故名。

【定位】在膝后区，腘横纹中点。

【主治】腰痛，髋关节活动不利，下肢痿痹，腹痛，吐泻，丹毒。

8. **昆仑**(BL60)

昆仑，为山名。穴在高大外踝之后方，古人以昆仑山为最高山峰，故名。

【定位】在踝区，外踝尖与跟腱之间的凹陷中。

【主治】头痛，目眩，项强，肩背拘急，腰腿痛，脚跟肿痛，痫证。

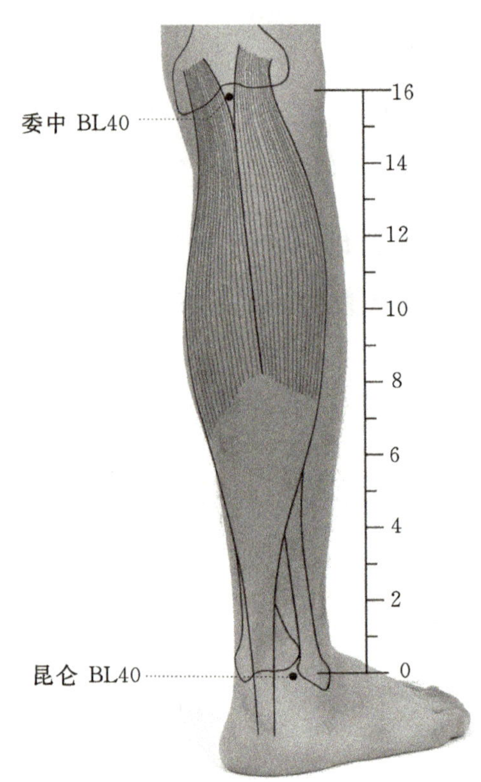

9. **申脉**(BL62)

申，含屈伸之意；脉，指阳跷脉。申脉通阳跷脉，主治脚屈伸难等症，故名。

【定位】在踝区，外踝尖直下，外踝下缘与跟骨之间凹陷中。

【主治】痫证，癫狂，头痛，失眠，腰腿疼痛，屈伸不利。

10. 至阴(BL67)

至，到达之意；阴，指足少阴经。至阴，指足太阳经脉气由此交接足少阴经，故名。

【定位】在足趾，小趾末节外侧，趾甲跟角侧后方0.1寸(指寸)。

【主治】胎位不正，难产，胞衣不下。

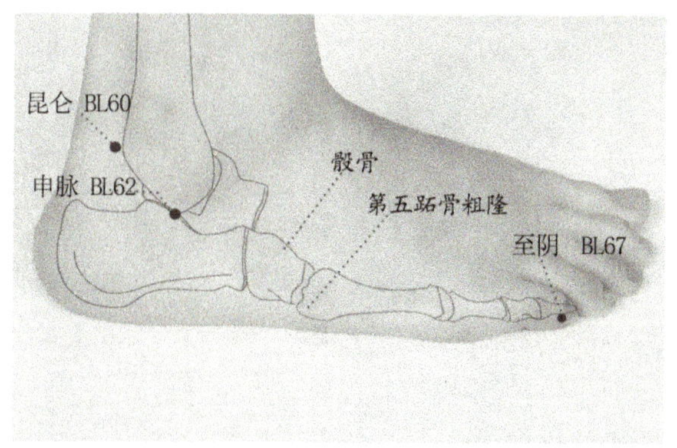

11. 阴陵泉(SP9)

阴陵，是人体内侧高起之处；泉，水从窟穴而出。穴在膝部内侧高大隆起处之下方，经气如泉水之外流。

【定位】在小腿内侧，胫骨内侧髁下缘与胫骨内侧缘之间的凹陷中。

【主治】腹痛，腹胀，泄泻，痢疾，水肿，黄疸，小便不利，遗尿，尿失禁，阴部痛，痛经，膝痛。

12. 三阴交(SP6)

三阴，指足部三条阴经(肝经、脾经、肾经)；交，交会。该穴是足部三条阴经交会的地方，所以称三阴交。

【定位】在小腿内侧，内踝尖上 3 寸，胫骨内侧缘后际。

【主治】腹痛，肠鸣，腹胀，泄泻，月经不调，带下，遗精，遗尿，下肢痿痹，头痛，眩晕，失眠，湿疹，水肿，阴虚证。

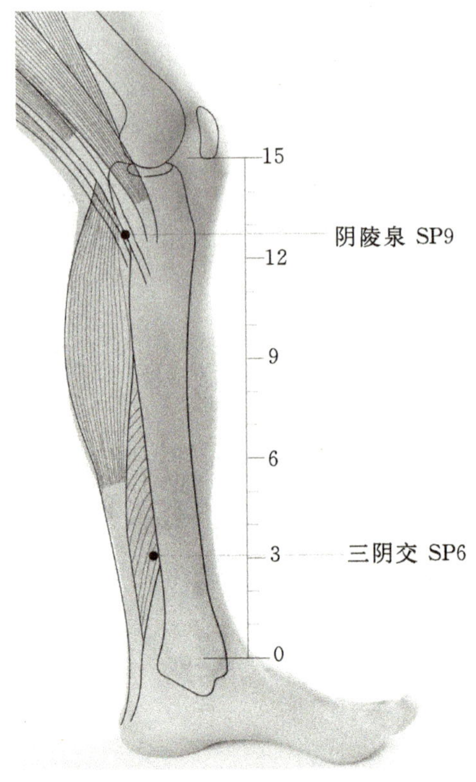

13. 阳陵泉(GB34)

外侧为阳，高处为陵，凹陷为泉。穴在下肢外侧，当腓骨小头前下方凹陷处，故名。

【定位】在小腿外侧，腓骨头前下方凹陷中。

【主治】下肢痿痹、麻木，膝膑肿痛，脚气，胁肋痛，口苦，黄疸。

14. 光明(GB37)

本穴为足少阳经之络穴，别走足厥阴肝经，肝开窍于目，故本穴可治多种眼疾，使目复见光明，故名。

【定位】在小腿外侧，外踝尖上5寸，腓骨前缘。

【主治】膝痛，下肢痿痹，目视不明，目痛，乳胀痛。

15. 悬钟(GB39)

悬，指悬挂；钟，聚也。穴在外踝尖上3寸凹陷处，未及于足，如悬挂之状，故名。别名绝骨。

【定位】在小腿外侧，外踝尖上3寸，腓骨前缘。

【主治】半身不遂，耳鸣，颈项强痛，胁痛，腹胀，下肢痿痹，足胫挛痛。

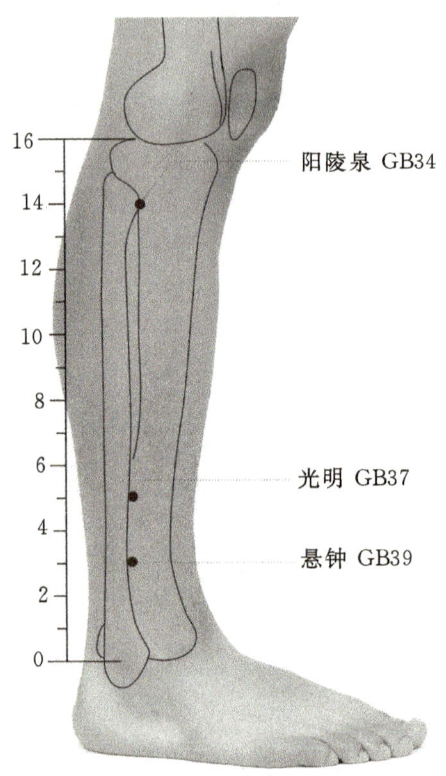

16. **复溜**(KI7)

复，指返还；溜，通流。本穴功能通调水道，维持水液之正常流行，故名。

【定位】在小腿内侧，内踝尖上 2 寸，跟腱的前缘。

【主治】水肿，腹胀，泄泻，盗汗，自汗，热病汗不出。

17. 太溪(KI3)

太，高大与尊贵之意；溪，是山洼流水之沟，又指筋膜之连接处，即古之所谓肉之小会。穴在内踝与跟腱间形如溪谷之处，乃人身孔穴中之尊贵者也。

【定位】在踝区，内踝尖与跟腱之间的凹陷中。

【主治】咽喉干痛，齿痛，耳聋，耳鸣，头晕，失眠，气喘，消渴，月经不调，遗精，阳痿，小便频数，腰背痛。

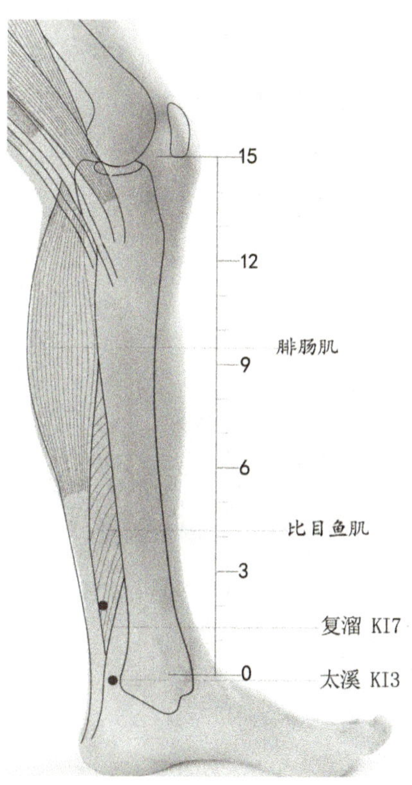

18. 然谷(KI2)

然，指然骨，古解剖名，即足舟骨粗隆；谷，指凹陷处。穴位于然骨下方凹陷处，故名。

【定位】在足内侧，足舟骨粗隆下方，赤白肉际处。

【主治】阴痒，阴挺，月经不调，遗精，咳血，消渴，泄泻，足背肿痛，小儿脐风。

19. 照海(KI6)

照，指光明照射；海，水所归聚处。本穴在内踝下 1 寸，通于阴跷脉，为足少阴经脉气所归聚处，故名。

【定位】在踝区，内踝尖下 1 寸，内踝下缘边际凹陷中。

【主治】月经不调，赤白带下，阴挺，阴痒，小便频数，癃闭，痫证，不寐，咽喉干痛。

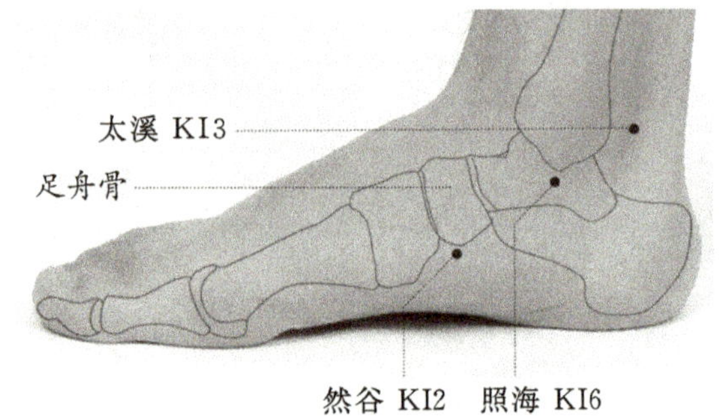

20. 太冲(LR3)

太，大也；冲，冲要，冲盛。穴在足背，与冲阳脉紧邻，地居冲要，脉气盛大，故名。

【定位】在足背，第 1、2 跖骨间，跖骨底结合部前方凹陷中，或触及动脉搏动。

【主治】头痛，眩晕，失眠，目赤肿痛，胁痛，疝气，腹胀，月经不调，膝肌内侧痛，下肢痿痹。

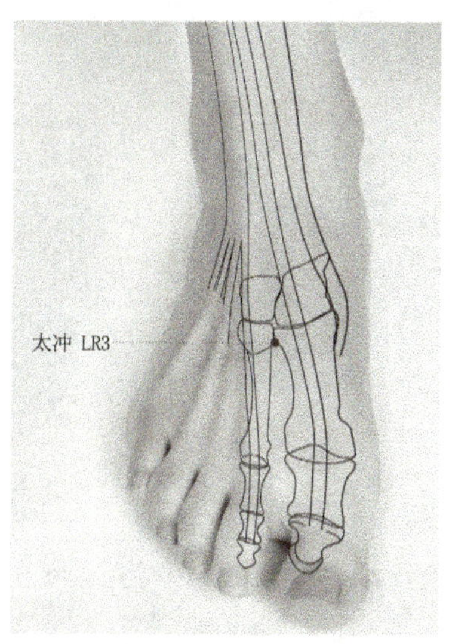

21. 涌泉(KI1)

涌，指水向上冒；泉，泉水。本穴为肾经的井穴，比喻肾气初出如泉水涌出于足下，故名。

【定位】在足底，屈足卷趾时足心最凹陷中。

【主治】头痛，目眩，咽喉痛，失音，小便不利，小儿惊风，足心热。

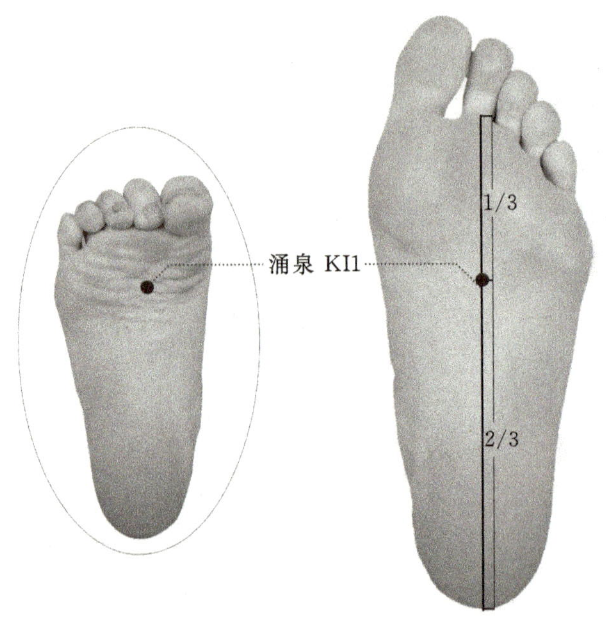

22. **公孙**(SP4)

公孙，黄帝轩辕氏之姓也。黄帝为五帝之一，位居中央，本穴为足太阴之络穴，络于阳明，脾胃属土，在五行中方位居上，与黄帝方位相合，故名。

【定位】在跖区，第 1 跖骨底的前下缘赤白肉际处。

【主治】胃痛，呕吐，腹痛，腹胀，泄泻，痢疾。

23. **隐白**(SP1)

隐，藏也；白为金色，为土所生。此为足太阴脾土之井穴，言脾气在此所生，故名。

【定位】在足趾，大趾末节内侧，趾甲根角侧后方 0.1 寸(指寸)。

【主治】腹胀，崩漏，癫狂，多梦，惊风。

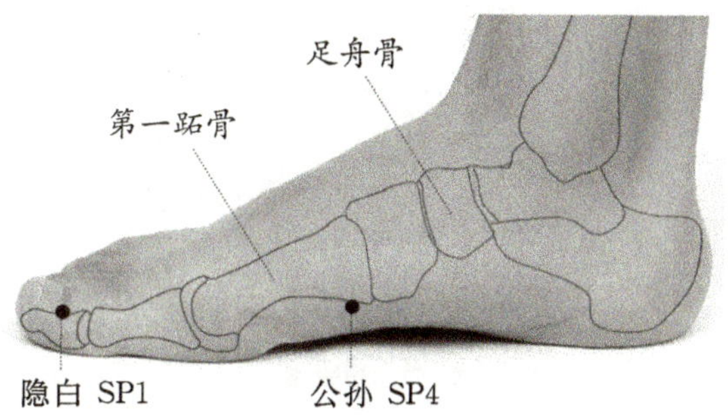

四、胸腹部穴

1. 中府(LU1)

中，中焦；府，聚也。手太阴肺经起于中焦，本穴为肺之募穴，为中焦之气所聚，故名中府。

【定位】在胸部前，横平第 1 肋间隙，锁骨下窝外侧，前正中线旁开 6 寸。

【主治】咳嗽，气喘，胸部胀满，胸痛，肩背痛。

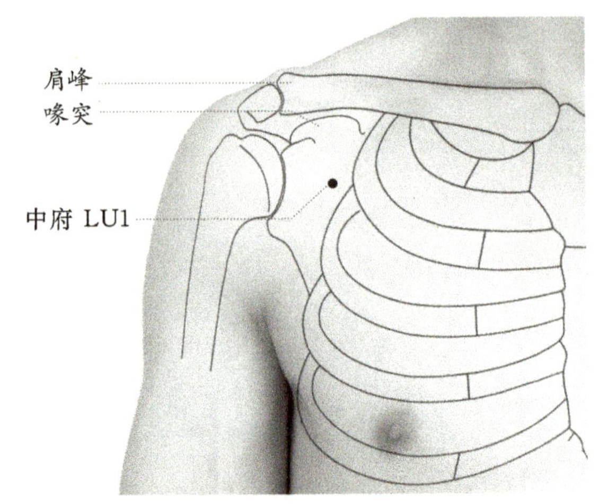

2. 天突(CV22)

突，指突出。本穴位于胸骨上窝正中，喉结直下。因肺气通于天，喉结高而突出，故名。

【定位】在颈前区，胸骨上窝中央，前正中线上。

【主治】哮喘，咳嗽，咽痛，咽干，暴喑，呃逆。

3. 膻中(CV17)

膻，指胸部；中，意为中央。本穴位于胸腔正中，故名。

【定位】在胸部，横平第 4 肋间隙，前正中线上。

【主治】气喘，胸痛，胸闷，心悸，乳汁少，呃逆。

4. 中脘(CV12)

中，中部；脘，指胃腑。本穴当胃腑的中部，故名。

【定位】在上腹部，脐中上 4 寸，前正中线上。

【主治】纳差，胃痛，反酸，呕吐，黄疸，泄泻，饮食不化，失眠。

5. 神阙(CV8)

阙，指宫门。穴当脐中，胎儿赖此从母体获得养分而具形神，乃神之阙门，故名。

【定位】在脐区，脐中央。

【主治】腹痛，中风脱证，脱肛，泄泻，水肿。

6. 气海(CV6)

气，指元气；海，意为汇聚之处。该穴位于脐下1.5寸，为先天元气汇聚之处，主治“脏气虚惫，真气不足，一切气疾久不差”，故称。

【定位】在下腹部，脐中下1.5寸，前正中线上。

【主治】腹痛，遗精，疝气，水肿，痢疾，崩漏，月经不调，带下，产后出血，便秘，中风脱证，气喘。

7. 关元(CV4)

关，指关藏；元，指元气。本穴居脐下3寸，为人身元阴元阳关藏之地，故名。

【定位】在下腹部，脐中下3寸，前正中线上。

【主治】中风脱证，脱肛，阴挺，疝气，腹痛，腹泻，便秘，尿频，小便不利，消渴，遗精，早泄，阳痿，月经不调，带下，宫寒不孕，崩漏，早衰。

8. 乳根(ST18)

乳，指乳房；根，指根底部。穴当乳房之根部，故名。

【定位】在胸部，乳头直下，第 5 肋间隙，前正中线旁开 4 寸。

【主治】胸闷，气喘，咳嗽，乳痈，乳汁少。

9. 天枢(ST25)

枢，意为枢纽。脐上应天，脐下应地，本穴在肚脐旁开 2 寸处，具有转运上、下气机的功能，升清降浊，恰如枢纽一样，故名。

【定位】在腹部，横平脐中，前正中线旁开 2 寸。

【主治】腹痛，腹胀，泄泻，痢疾，便秘，月经不调，水肿。

10. 归来(ST29)

归来，含恢复与还原之意。对男子卵缩和女子阴下脱诸病，本穴有促使恢复的作用，故名。

【定位】在下腹部，脐中下 4 寸，前正中线旁开 2 寸。

【主治】腹痛，疝气，痛经，月经不调，闭经，白带，阴挺。

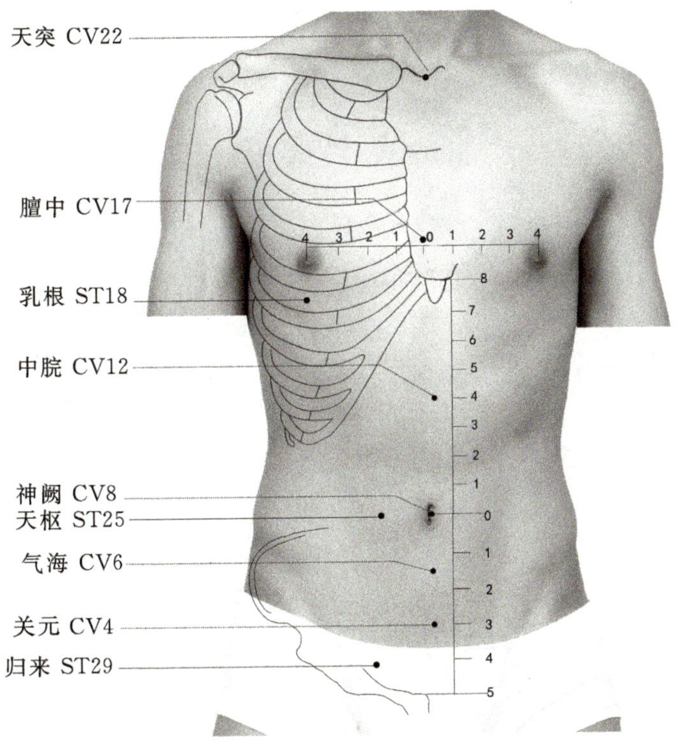

11. 带脉(GB26)

本穴为足少阳经与带脉之交会穴。带脉为奇经八脉之一，环绕身体腰部循行一周，状若束带，故名。

【定位】在侧腹部，第 11 肋骨游离端垂线与脐水平线的交点上。

【主治】月经不调，闭经，赤白带下，疝气，腹痛，肥胖。

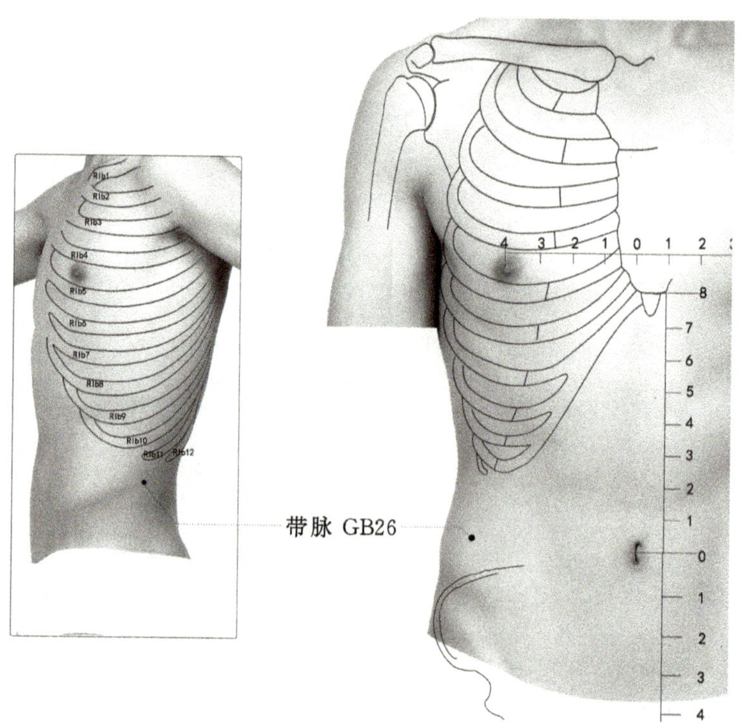

五、背部穴位

1. 大椎(GV14)

大，巨大；椎，脊椎。第 7 颈椎为椎体中之最大者，穴在其下，故名。

【定位】在脊柱区，第 7 颈椎棘突下凹陷中，后正中线上。

【主治】头项强痛，热病，骨蒸潮热，感冒，脊背强急。

2. **身柱**(GV12)

柱，梁柱。本穴位于第3胸椎棘突下，当两肩胛的中央，为全身支柱之意，故名。

【定位】在脊柱区，第3胸椎棘突下凹陷中，后正中线上。

【主治】咳嗽，喘气，外感证，痫证，腰背强痛，疔疮。

3. **命门**(GV4)

命，指生命；门，指门户。穴当第2腰椎棘突下，两肾之间，当肾间动气处，为元气之根本，生命之门户，故名。

【定位】在脊柱区，第2腰椎棘突下凹陷中，后正中线上。

【主治】脊强，腰痛，阳痿，遗精，月经不调，带下，泄泻，完谷不化。

4. **腰阳关**(GV3)

阳，指阳气；关，关要。本穴属督脉，督脉为阳脉之海，位当腰部之关要处，故名。

【定位】在脊柱区，第4腰椎棘突下凹陷中，后正中线上。

【主治】月经不调，遗精，阳痿，腰骶痛，下肢痿痹。

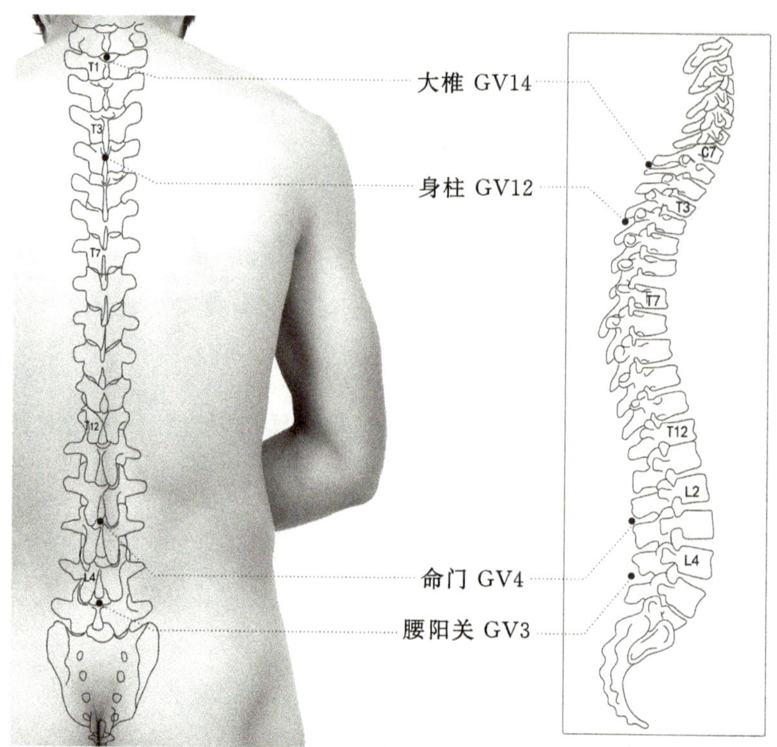

5. **肩井**(GB21)

肩，指肩部；井，意为凹陷。该穴在肩部的凹陷处，故名。

【定位】在肩胛区，第7颈椎棘突与肩峰最外侧点连线的中点。

【主治】颈项强痛，肩背痛，乳痈。

6. **天宗**(SI11)

天，天空，此指人身之上部。宗，指本，有中心之意。本穴在肩胛冈中点下窝正中，故名。

【定位】在肩胛区，肩胛冈中点与肩胛骨下角连线上1/3与下2/3交点凹陷中。

【主治】肩胛痛，肘臂外后侧痛，乳痈。

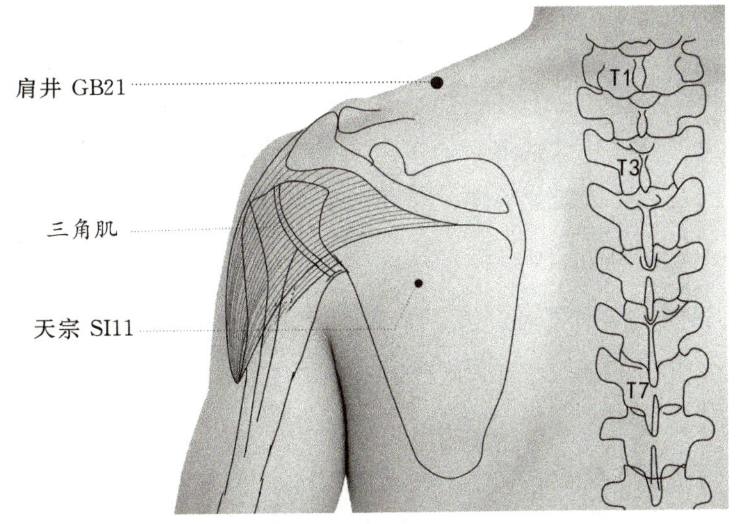

7. 风门(BL12)

风，指风邪；门，意为门户，本穴为风邪出入之门户，主治风病，故名。

【定位】在脊柱区，第2胸椎棘突下，后正中线旁开1.5寸。

【主治】咳嗽，发热，头痛，项强。

8. 肺俞(BL13)

肺，指肺脏；俞，指脏气转输之处。本穴为肺脏之气转输之处，为治疗肺病的要穴，故名。

【定位】在脊柱区，第 3 胸椎棘突下，后正中线旁开 1.5 寸。

【主治】咳嗽，气喘，胸痛，骨蒸潮热，盗汗，背痛。

9. **膏肓**(BL43)

心下为膏，心下膈上为肓。本穴位于肺之魄户与心之神堂之间，又喻疾陷深难治为“病入膏肓”，是穴治之，故名。

【定位】在脊柱区，第 4 胸椎棘突下，后正中线旁开 3 寸。

【主治】肺痨，咳嗽，气喘，盗汗，健忘，肩胛背痛。

10. **厥阴俞**(BL14)

厥阴，指手厥阴心包；俞，指脏气转输之处。本穴为心包(心包是心脏的外围部分)气血输注之处，故名。

【定位】在脊柱区，第 4 胸椎棘突下，后正中线旁开 1.5 寸。

【主治】咳嗽，心悸，胸闷，呕吐。

11. **心俞**(BL15)

心，指心脏；俞，指脏气转输之处。本穴为心脏之气转输之处，为治疗心病的要穴，故名。

【定位】在脊柱区，第 5 胸椎棘突下，后正中线旁开 1.5 寸。

【主治】惊悸，健忘，心烦，咳嗽，梦遗，盗汗，癫痫。

12. **膈俞**(BL17)

膈，指横膈；俞，指脏气转输之处。本穴与膈肌相平，内通胸膈，故名。

【定位】在脊柱区，第 7 胸椎棘突下，后正中线旁开 1.5 寸。

【主治】呕吐，呃逆，噎膈，饮食不下，气喘，咳嗽，潮热，盗汗，瘀血，风疹。

13. **肝俞**(BL18)

肝，指肝脏；俞，指脏气转输之处。本穴为肝脏之气转输之处，为治疗肝病的要穴，故名。

【定位】在脊柱区，第 9 胸椎棘突下，后正中线旁开 1.5 寸。

【主治】黄疸，胁痛，口苦，目赤，目眩，急躁易怒，癫狂，痫证，脊背痛。

14. **脾俞**(BL20)

脾，指脾脏；俞，指脏气转输之处。本穴为脾脏之气转输之处，为治疗脾病的要穴，故名。

【定位】在脊柱区，第 11 胸椎棘突下，后正中线旁开 1.5 寸。

【主治】胃脘痛，腹胀，呕吐，泄泻，便血，月经过多，水肿，背痛。

15. **胃俞**(BL21)

胃，指胃脏；俞，指脏气转输之处。本穴为胃气转输之处，为治疗胃病的要穴，故名。

【定位】在脊柱区，第 12 胸椎棘突下，后正中线旁开 1.5 寸。

【主治】胃脘痛，纳呆，反酸，呕吐，腹胀，泄泻。

16. **肾俞**(BL23)

肾，指肾脏；俞，指脏气转输之处。本穴为肾脏之气转输的之处，为治疗肾病的要穴，故名。

【定位】在脊柱区，第 2 腰椎棘突下，后正中线旁开 1.5 寸。

【主治】遗精，阳痿，月经不调，早衰，腰膝酸软，头昏目眩，耳鸣耳聋，水肿，气喘。

17. **大肠俞**(BL25)

大肠，指大肠腑；俞，指脏气转输之处。本穴为大肠之气转输的之处，为治疗肠病的要穴，故名。

【定位】在脊柱区，第 4 腰椎棘突下，后正中线旁开 1.5 寸。

【主治】腹痛，腹胀，泄泻，便秘，下肢痿痹，腰腿痛。

18. **次髎**(BL32)

穴在第二骶孔处，居上髎之下，故名。

【定位】在骶区，正对第 2 骶后孔中。

【主治】腰腿痛，下肢痿痹，疝气，月经不调，遗精，阳痿，遗尿，小便不利。

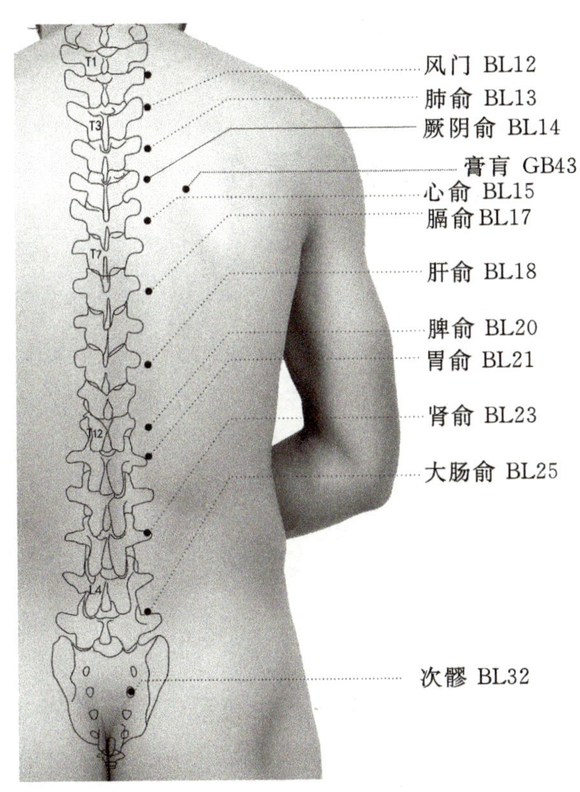
风门 BL12
肺俞 BL13
厥阴俞 BL14
膏肓 GB43
心俞 BL15
膈俞 BL17
肝俞 BL18
脾俞 BL20
胃俞 BL21
肾俞 BL23
大肠俞 BL25
次髎 BL32
T1
T3
T7
T12
L4

第六章 灸法的基本操作

灸法是将以艾绒为主要材料制成的艾炷或艾条点燃以后，在体表的一定部位熏灼，给人体温热性刺激以防治疾病的一种疗法。

第一节 灸法操作基础

一、灸量

灸量即施灸的剂量，取决于艾炷的大小和灸壮的多少。艾炷多以圆锥形为主，大小约 3 分左右，也可有所变动，常用豆、米、麦、枣等做比喻。每燃烧一个艾炷为 1 壮，一般灸一次少则3～5壮，多则数十壮、上百壮。

临床表明，灸量与灸效有密切的关系。灸量，原则上要足，火足气至而止。灸量不足，火候不到，就达不到治疗目的。正如《医宗金鉴·刺灸心法要诀》所说："凡灸诸病，必火足气到，始能求愈。"然而，并非是灸量越大疗效越好。例如，艾灸至阴穴纠正胎位不正的效果，一般都以第 1、2 次艾灸较明显，第 3 次以后效果则较差。因此，临证时必须根据不同情况采用不同的灸量，具体由以下几方面决定。

1. 由天时、地理定灸量

如冬日灸量宜大，方能祛寒通痹，助阳回厥。另如北方风寒凛冽，灸量宜大；南方气候温暖，灸量宜小。

2. 由年龄、体质、性别定灸量

不同的年龄、体质和性别，其阴阳气血的盛衰及对灸的耐受性不同。古有以年龄定灸量，称随年壮，即随年龄由小至大而递增壮数，以壮年为限度。尚应考虑体质情况，并据男女生理、病理之差异而定灸量大小。另外，由于种族差异，灸量对机体的影响亦殊。

3. 由病情、病性定灸量

病深痼疾，一般灸量宜大。另灸治急症，多数医家主张壮数宜多，在众多著述中，灸“五十壮”“百壮”“二三百壮”“五百壮”“七八百壮”等描述随处可见。如《扁鹊心书》言：“大病宜灸脐下五百壮”等。老年或体弱之保健灸，灸量宜小，但须坚持日久。病在浅表，灸量可小；在内，则灸量宜大。痈疽阴疮虽发于体表，但病根在内，故灸量亦须大。

4. 由所取部位定灸量

所取穴位皮肉浅薄者宜以小灸量，皮肉厚实者宜以大灸量。如

《备急千金要方》云："头面目咽，灸之最欲生少；手臂四肢，灸之则须小熟，亦不宜多；胸背腹灸之尤宜大熟，其腰脊欲须生少"。实验也发现，肌肉浅薄之处的大椎、至阴穴，少灸则转胎效果佳，多灸之后效反差。

5. **由患者感觉定灸量**

患者感觉分两类。一为施灸后的灼热感。根据不同病情，有的仅要求局部温热感，有的则要求有烫灼感，可按患者口述而加以控制。另一类为灸的传导感觉，如隔蒜灸中的铺灸治疗虚劳顽痹，须灸至患者自觉口鼻中有蒜味时停灸。这也是一种控制灸量的依据。

当然，上列各条的具体施灸量应综合考虑。必须指出的是，从历代记载及已有的经验看，创伤灸疗效果较佳。但对现代人来说，灼伤皮肤的灸疗往往难以接受，为增强刺激量，可采用连续多次短时间的强刺激，以达到时间整合后的一次极强刺激，可起到类似创伤刺激的效果。

二、灸感

灸感，是指施灸时患者的自我感受。由于目前热敏灸法的研究及应用，灸感正得到越来越多的重视。同针感一样，灸感既有施灸部位局部的感觉，也可向远处传导或循经传导。局部的热感可表现为表面有热感，也可表现为表面不热而深部较热，或表现为局部的热感向远处传导或沿经脉传导；甚至表现为施灸部位的非热感，如酸胀、麻、冷感等。

灸感的出现或灸感的不同表现方式与多方面的因素有关，如施灸的方法、刺激程度、病情、体质及对热刺激的敏感度等。近年来的研究表明，在施灸中如果能够出现透热、传热、循经感传、局部不热或微热而远部较热等灸感者，其灸疗的效果通常也更好。

三、艾灸的体位选择

根据处方选取腧穴的所在部位、选择适当的体位，既有利于腧穴的正确定位，又便于艾灸的施术操作，同时要注意患者体位舒适、自然。临床上的常用体位主要有以下几种。

(1)仰卧位：适宜于取头、面、胸、腹部腧穴和上、下肢部分腧穴。

(2)侧卧位：适宜取身体侧面腧穴和上、下肢部分腧穴。

(3)俯卧位：适宜于取头、项、脊背、腰骶部腧穴，下肢背侧及上肢部分腧穴。

(4)仰靠坐位：适宜于取前头、颜面和颈前等部位的腧穴。

(5)俯伏坐位：适宜于取后头和项、背部的腧穴。

(6)侧伏坐位：适宜于取头部的一侧、面颊及耳前后部位的腧穴。

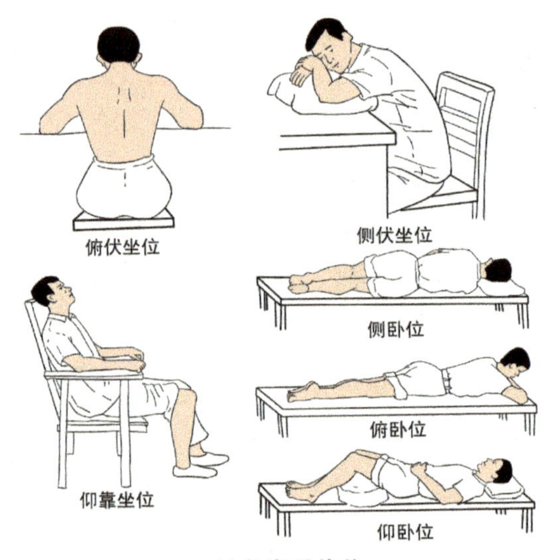

针灸常用体位

除上述常用体位外，对某些腧穴则应根据腧穴的具体要求采取不同的体位。同时也应注意根据处方所取腧穴的位置，尽可能用一种体位取穴。如因治疗要求和某些腧穴定位的特点而必须采用两种不同体位时，应根据受术者的体质、病情等具体情况灵活掌握。对初次、精神紧张或年老、体弱、病重的患者，有条件时，应尽量采取卧位。

四、艾灸的顺序

古人对施灸的先后顺序有明确的要求。《千金要方·针灸上》

记载："凡灸当先阳后阴……先上后下"。《明堂灸经》也指出："先灸上，后灸下；先灸少，后灸多。"临床上一般是先灸上部，后灸下部，先灸阳部，后灸阴部，壮数是先少而后多，艾炷是先小而后大。但在特殊情况下，必须灵活运用，不可拘泥。如脱肛时，即可先灸长强以收肛，后灸百会以举陷。

五、疗程的确定

疗程主要根据患者病情来确定，一般可参考如下原则：急性病一般每日 1 次，如果病情需要，也可每日 2～3 次，直至病情缓解。慢性病可 1～2 日 1 次，10 次为一疗程。如用于保健养生，可每周 2～3次，1～2 月为一疗程，当长期坚持。

六、施灸的补泻手法

艾灸的补泻，始载于《内经》。《灵枢·背腧》说："以火补者，毋吹其火，须自灭也。以火泻者，疾吹其火，传其艾，须其火灭也"。这是古人对施灸补泻操作方法的具体载述。《针灸大成·艾灸补泻》也记载："以火补者，毋吹其火，须待自灭，即按其穴。以火泻者，速吹其火，开其穴也。"在临床上可根据患者的具体情况，结合腧穴性能，酌情运用。

另外，隔物灸与其他药物灸法的补泻主要根据所采用药物的性味、功能、主治等。如选用偏于泻的药物，就起到泻的作用，如甘遂灸多用于逐水泻水；选用偏于补的药物，就起到补的作用，如附子饼隔物灸则多用于温阳补虚。

七、禁忌证

为保障安全，以下情况不适宜用灸法。

(1)凡实热证、阴虚发热者及外感温病者。

(2)颜面五官、大血管的部位、关节活动部位不宜施瘢痕炎，以免影响美观或妨碍机体正常功能。

(3)孕妇的腹部和腰骶部不宜施灸。

(4)对于过饱、过劳、过饥、醉酒、大渴、大惊、大恐、大怒者，慎用灸法。

第二节　灸法的种类及操作

一、艾炷灸

将纯净的艾绒搓捏成圆锥形状，称为艾炷。每燃烧一个艾炷称为一壮。艾炷灸分为直接灸和间接灸两类。

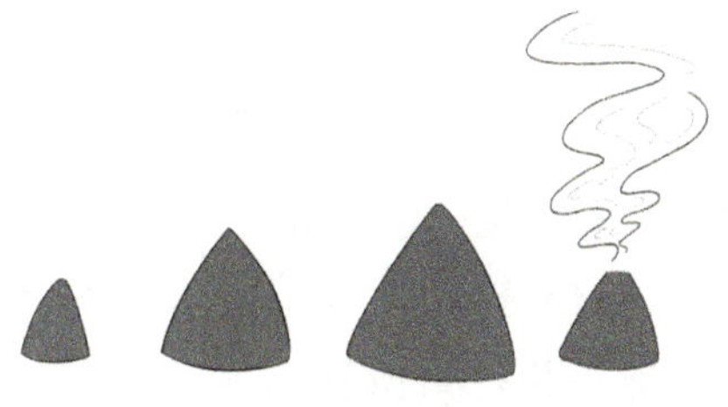

艾炷灸

1. 直接灸

将艾炷直接放在皮肤上施灸称直接灸，又称“明灸”。根据皮肤是否化脓结痂分为瘢痕灸和无瘢痕灸两种。

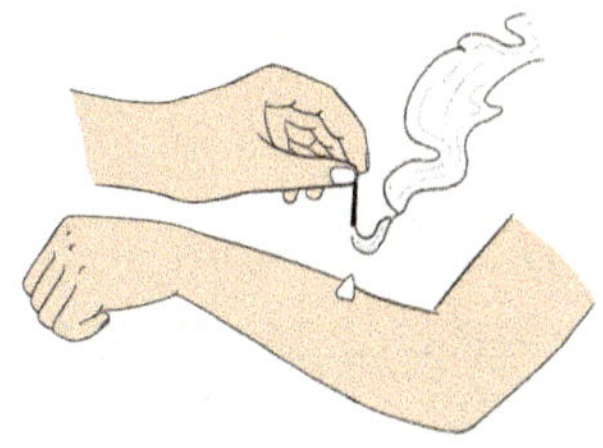

直接灸

瘢痕灸：在古代应用较广，疗效也最佳，但操作后局部会化脓结痂，留有瘢痕，需事先征得患者的同意。由于瘢痕灸有一定风险，现代应用较少，在此节不做介绍。

无瘢痕灸：选定穴位后，用75%的酒精棉球消毒，再涂以大蒜汁或凡士林以增加黏附性(不涂也可)。将艾炷置于穴位上点燃，当艾炷燃剩 1/2 或 2/5 左右，患者感到灼痛时，即更换艾炷再灸。一般灸 3～5 壮，以局部皮肤充血起红晕为度。本灸法适应证较广，凡是灸法的适应证均可用此法。

麦粒灸：属于无瘢痕灸范畴，将艾绒少许用力将搓紧做成如麦粒大小的艾炷。将所需艾灸穴位涂抹凡士林或大蒜汁以起到黏合作用，将做好的艾炷黏附于穴位皮肤上。可用线香将其点燃，待艾粒燃烧至 2/5～1/5 左右或感到局部有灼痛时，迅速用镊子将未燃尽的艾炷夹走，避免烫伤。可反复 3～5 壮直至局部皮肤红晕为度。掌握适时移走艾火的速度和节奏，在保证疗效的同时避免烧伤，是施行麦粒灸的关键手法。麦粒灸适应证广泛，具有艾炷小、定位准确、易于接受等特点。

2. 间接灸

间接灸指艾炷不直接放在皮肤上，而用药物或其他衬垫物隔开放在皮肤上施灸。根据所隔物的不同，间接灸可分为以下几种。

隔姜灸：鲜生姜切成约 0.1～0.3 cm 厚的薄片，并在中间针刺数孔，置于施术部位，上面再放艾炷灸之，如患者感觉灼热难忍时，可将姜片提起片刻后重新放置再灸。艾炷燃尽后可换一炷再灸，一般可灸 3～5 壮，直至局部皮肤潮红为度。隔姜灸有解表散寒，温中止呕的作用，可用于外感表证、虚寒性呕吐、泄泻、腹痛、面瘫、寒湿痹

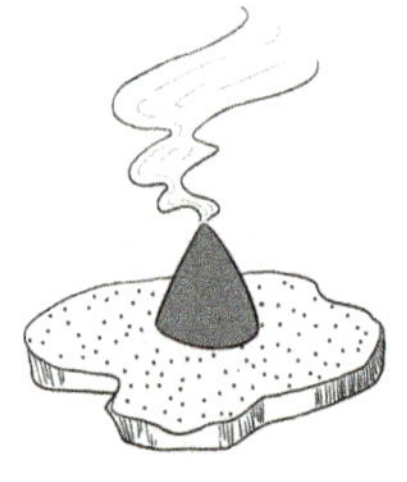

间接灸

痛等。

隔附子饼灸：用附子研为细末和酒，做成直径 1～2 cm、厚 0.3～0.5 cm的附子饼，中间以针刺数孔，置于施术处，上面放艾炷施灸，也可在食盐上放姜片，再放灸炷施灸，可避免食盐受火起爆。如感觉局部灼痛，可换用一艾炷重新施灸，直至灸完所需壮数。也可将蒜捣成泥状，敷于局部，在蒜泥上置艾炷施灸。隔附子饼灸有温肾壮阳作用，可用于命门火衰而致的遗精、阳痿、早泄等。

隔盐灸：又称神阙灸，用于脐部施灸。用食盐适量填敷于脐部，上置艾炷连续施灸，也可在食盐上放姜片，再放艾炷施灸，可避免食盐受火起爆。如感觉局部灼痛，可用镊子夹住艾炷上提片刻，或换用一艾炷重新施灸，直至灸完所需壮数。也可将蒜捣成泥状，敷于局部，在蒜泥上置艾炷施灸。隔盐灸有回阳救逆、扶阳固脱的作用，可用于虚寒性呕吐、泄泻、腹痛、阳气虚脱、产后血晕等。

隔蒜灸：取新鲜独头大蒜，切成厚 0.2～0.3 厘米的蒜片，用针在蒜片中间刺数孔，放于穴区，上置艾炷施灸，如感觉局部灼痛，可用镊子夹住艾炷上提片刻，或换用一艾炷重新施灸，每灸 2～3 壮后可换蒜片灸，直至灸完所需壮数。也可将蒜捣成泥状，敷于局部，在蒜泥上置艾炷施灸。隔蒜灸有清热解毒、消肿散结的作用，可用于疗肿疮疡、毒虫咬伤，对哮喘、脐风、肺痨、瘰疬等也有一定疗效。

二、艾条灸

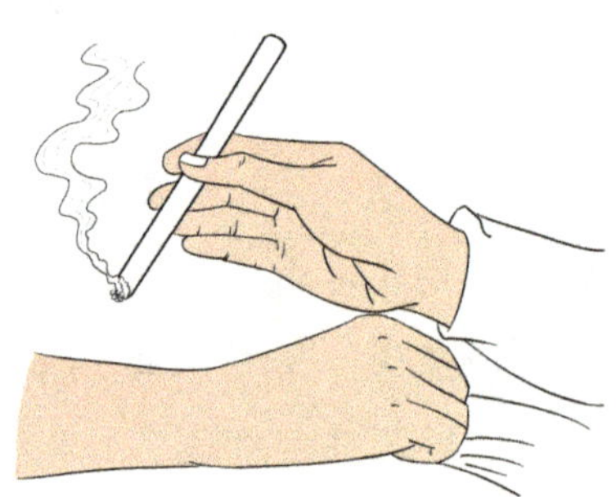

艾条灸

艾条是取艾绒平铺在质地柔软疏松而又坚韧的桑皮纸上，将其卷成直径约 1.5 厘米的圆柱形封口而成。也有在艾绒中掺入其他药物粉末的艾条，称药条。

艾条灸分温和灸、雀啄灸两类。

(1)温和灸：将艾条的一端点燃，对准施灸处，约距 0.5～1 寸左右进行熏烤，使患者局部有温热感而无灼痛。一般每处灸 3～5 分钟，至皮肤红晕为度。

(2)雀啄灸：艾条燃着的一端，与施灸处不固定距离，而是像鸟雀啄食一样，上下移动或均匀地向左右方向移动或反复旋转施灸。

对昏厥及局部知觉减退的患者或小儿施灸时，医者可将食、中指置于施灸部位两侧以感知局部受热程度来调整施灸距离，避免烫伤。

三、温针灸

温针灸是针刺与艾灸结合使用的一种方法，具有针刺和艾灸的双重作用，适应于既需要留针又必须施灸的疾病。方法是，先针刺得气后，将毫针留在适当深度，再将艾绒捏在针柄上点燃直到艾绒燃完为止。或在针柄上穿置一段长约1～2厘米的艾条施灸，使热力通过针身传入体内，达到治疗目的。应用此法时应注意防止艾火脱落，烧伤皮肤或衣物，灸时嘱患者不要移动体位，可在施灸的下方垫一纸片，以防艾火掉落烫伤皮肤。

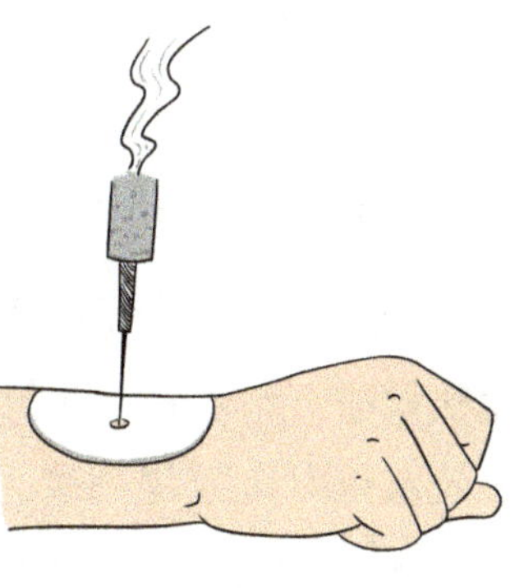

温针灸

四、温灸器灸

温灸器又名灸疗器，是专门用于施灸的器具，其形式多种多样。用温灸器施灸的方法称温灸器灸。临床常用的有温灸盒、温灸筒和温灸架。施灸时，将艾绒或艾条点燃后装入温灸器，将其盖扣好，即可置于应灸部位，以所灸部位的皮肤红润为度。温灸器灸有调和气血、温中散寒的作用，一般需要灸治者均可采用，对小儿、妇女最为适宜。

五、其他灸法

1. 灯火灸

灯火灸又名“灯草灸”，是民间沿用已久的简便灸法，指用灯草蘸植物油，点火后在穴位上直接点灼，听到“叭”的一声迅速离开，如无爆焠声可重复一次。灸后局部稍起红晕，应注意清洁，避免感染。灯火灸具有疏风解表，行气化痰，清神止搐等作用，多用于治疗小儿痄腮、小儿脐风和胃痛、腹痛、痧胀等病症。

2. 天灸

天灸是采用对皮肤有刺激性的药物敷贴于穴位或患处，使其局部皮肤自然充血、潮红或起疱的治疗方法。因其不用艾火而局部皮肤有类似艾灸的反应，并且作用也非常相似，故名为天灸，又称自灸、敷灸、药物灸、发疱灸。天灸既具有穴位刺激的作用，又可通过特定药物在特定部位的吸收，发挥明显的药理作用。近年来，这种治疗方法被广泛重视并应用，现在兴起的经皮给药也是在此基础上发展起来的。文献所载天灸法较多，如毛茛灸、斑蝥灸、旱莲灸、蒜泥灸、白芥子灸等。

3. 药线灸

药线灸是壮族的一种民间疗法，是将特制的药线点燃后施灸的一种灸疗方法。药线是将广西出产的苎麻卷制成线，再放在药物溶液中浸泡加工而成。操作方法：以手持线的一端，露出约 0.5～1 cm 的线头，将露出的线头在酒精灯上点燃，吹灭火焰，线头留有星火，将星火对准穴位或患处点灸，同时拇指把星火压在穴位上，火灭即起。一般每个穴位点灸一下，患处也可点灸成梅花形或莲花形。本法临床应用广泛，对外感病、风湿痹证、肩周炎、高血压病、面瘫、肢体瘫痪等均可应用。

第三节　注意事项及异常情况的处理

一、注意事项

1. 实施艾灸前要全面了解受术者整体状况

(1)明确诊断，做到有针对性。

(2)准备好施术时所需要的器材、用品等。

(3)指导受术者采取合适的体位。

(4)加强与受术者之间的交流，使其解除不必要的思想顾虑。

(5)若要选用化脓灸时，一定要征得受术者的同意，并在病历上记录、签字。

2. 治疗过程中施术者要全神贯注

(1)艾灸操作要保持合适的温度，以受术者感觉舒适为佳，并且认真观察受术者的反应情况，必要时调整艾灸的角度及距离。

(2)施灸时，应注意安全，防止艾绒脱落，烧损皮肤或衣物。

(3)用艾条灸后，可将艾条点燃的一头塞入直径比艾条略大的瓶内使其熄灭，避免着火。

3. 注意施灸温度的调节

对于皮肤感觉迟钝者或小儿，用食指和中指置于施灸部位两侧，以感知施灸部位的温度，做到既不致烫伤皮肤，又能收到好的效果。

4. 避免灸后受凉

艾灸完毕，全身毛孔打开，易受寒凉。艾灸完半小时内，避免吹冷风以及用冷水冲洗所灸部位。艾灸后不可马上洗澡，可隔几小时后再洗。

5. 防止感染

化脓灸或因施灸不当局部烫伤可能起疮，产生灸疮，注意不要把疮弄破，如果已经破溃感染，要注意局部换药并保持清洁，并及时使用抗感染药物。

二、异常情况的处理

若患者在施灸过程中出现头晕眼花、恶心、颜面苍白、脉细肢冷、血压下降、心悸汗出甚至晕倒等症状，称为晕灸。多因初次施灸、空腹、疲劳、恐惧、体弱、姿势不当、灸量过大等原因引起。如出现此种情况，应立即停止施灸，让患者平卧片刻，并予以温开水，一般半小时之内可自行缓解。避免晕灸的发生，应注意灸法的禁忌，并在施灸的过程中注意留心观察患者的表现，做好预防工作。

施灸后，局部皮肤出现微红灼热，属正常现象，无需处理，很快即可自行消失。如因施灸过量，时间过长，局部出现小水泡，只要注意不擦破，可任其自然吸收。如水疱较大，可用消毒毫针刺破水疱，放出水液，或用注射器抽出水液，再涂以龙胆紫，并以纱布包裹，保持局部清洁，防止污染，待其自然愈合。如因护理不当并发感染，灸疮脓液呈黄绿色或有渗血现象者，可用消炎药膏或玉红膏涂敷并及时就诊，必要时行抗感染治疗。如患者药物敷灸时出现过敏反应，应立即停止施灸，若出现全身过敏反应，应及时就诊，予以抗过敏治疗。

少部分患者艾灸后可能出现局部红疹、低热、乏力、嗜睡或失眠、口干等反应，一般无需特殊处理，注意多饮水、多休息后症状会在数天内自行缓解。

第七章　艾灸养生

《针灸聚英》说："无病而先针灸曰逆，逆，未至而迎之也"，故使用灸法养生保健防病，古人早已重视，称"逆灸"，即今之艾灸养生防病法。艾灸养生大体上可分两类，一是强身延寿灸，即以强身健体、益寿延年为目的的灸法；二是防病灸，即增强机体正气，主要针对某类、某种疾病起防治作用的灸法。而防病和强身相互关联，防病必然强身，强身即可防病，在防病和强身的同时又对某一疾病的发生、发展、复发有防治作用。故无病施灸，即养生灸法，可以激发人体的正气，增强抗病的能力，使人精力充沛，长寿不衰。

第一节　什么是养生

所谓养生，即保养生命，是人们通过各种方法来颐养生命、增强体质、预防疾病，从而达到延年益寿目的的道理和方法。其意义在于通过各种调摄保养，增强自身的体质，提高正气，从而增强对外界环境的适应能力和抗御病邪的能力，减少或避免疾病的发生；或通过调摄保养，使自身体内阴阳平衡，身心处于一个最佳状态，从而延缓衰老的过程。因此，养生对于强身、防病、益寿均有着十分重要的意义。

中医学的养生方法，贯穿于衣食住行的各个方面，主要有顺时摄养、调摄精神、起居有常、劳逸适度、饮食调养及运动锻炼等。《素问·上古天真论》所说的“上古之人，其知道者，法于阴阳，和于术数，食饮有节，起居有常，不妄作劳，故能形与神俱，而尽终其天年，度百岁乃去”，即是对养生基本原则的精辟论述。养生的基本方法有以下几方面。

1.顺应自然

《灵枢·邪客》说：“人与天地相应。”即言人体的生理活动与自然界的变化规律是相适应的。从养生的角度而言，人们要了解和掌握自然变化的规律，主动地采取养生措施以适应其变化，这样才能使各种生理活动与自然界的节律相应而协调有序，保持健康，增强正气，避免邪气的侵害，从而预防疾病的发生。《素问·四气调神大论》说：“春夏养阳，秋冬养阴，以从其根。”这里的从其根即是遵循四时变化规律。中医学倡导的顺应自然的衣着饮食调配、起居有常、动静合宜等，均是这方面的体现。

2.养性调神

中医学非常重视人的情志活动与身体健康的关系，七情太过，不仅可直接伤及脏腑，引起气机紊乱而发病，也可损伤人体正气，使人体的自我调节能力减退。所以，调神，或曰养性，是养生的一个重要方面。《素问·上古天真论》说："恬淡虚无，真气从之，精神内守，病安从来。"即言心的生理特征是喜宁静，心静则神安，神安则体内真气和顺，就不会生病。除此之外，通过养性调神，还可改善气质，优化性格，增强自身的心理调摄能力，起到预防疾病、健康长寿的功用。要做好养性调神，一是要注意避免来自内外环境的不良刺激，二是要提高人体自身的心理调摄能力。

3. 房事有节

中医历来强调肾精对人体生命活动的重要性，因精能化气，气能生神，神能御气、御形，故精是形气神的基础，体现在养生上，即有节制房事的主张。《金匮要略·脏腑经络先后病脉证》谈到养生时说："房室勿令竭乏"，即是说性生活要有节制，不可纵欲无度以耗竭其精。男女间正常的性生活，是生理所需，对身体是无害的；性生活过度，必致肾精肾气亏损而使人易于衰老或患病，故中医学将房劳过度看做是疾病的主要病因之一。

4. 体魄锻炼

古人养生，注重"形神合一"、"形动神静"。"形动"，即加强形体的锻炼。《吕氏春秋·达郁》以"流水不腐，户枢不蠹，动也"为例，阐释了"形气亦然，形不动则精不流，精不流则气郁"的道理。中医学将此理引入养生保健之中，认为锻炼形体可以促进气血流畅，使人体肌肉筋骨强健，脏腑功能旺盛，并可藉形动以济神静，从而使身体健康，益寿延年，同时也能预防疾病。传统的健身术如太极拳、易筋经、八段锦以及一些偏于健身的武术等，皆具此特色。形体锻炼的要点有三：一是运动量要适度，要因人而宜，做到“形劳而不倦”；二是要循序渐进，运动量由小到大；三是要持之以恒，方能收效。

5.调摄饮食

调摄饮食主要包括注意饮食宜忌及药膳保健两个方面。

(1)注意饮食宜忌：一是提倡饮食的定时定量，不可过饥过饱。二是注意饮食卫生，不吃不洁、腐败变质的食物或自死、疫死的家畜，防止得肠胃疾病、寄生虫病或食物中毒。三是克服饮食偏嗜，如五味要搭配合适，不可偏嗜某味，以防某脏之精气偏盛。食物与药性一样，也有寒温之分，故食性最好是寒温适宜，或据体质而调配：体质偏热之人，宜食寒凉而忌温热之品，体质偏寒之人则反之；又各种食物含不同的养分，故要调配适宜，不可偏食。

(2)药膳保健：药膳是在中医学理论指导下，将食物与中药，以及食物的辅料、调料等相配合，通过加工调制而成的膳食。这种食品具有防治疾病和保健强身的作用。药膳常用的中药如人参、枸杞子、黄芪、黄精、何首乌、桑椹子、莲子、百合、薏米、芡实、菊花等，药性多平和，所以可以长期服用，适应面较广。正确的食用方法还应做到因时制宜，药食结合，辨证施膳等。药膳兼有药、食二者之长，这是中医养生颇具特色的一种方法。

6. 针灸、推拿、药物调养

针灸包括针法和灸法，即利用针刺手法、艾灸的物理热效应及艾绒的药性对穴位的特异刺激作用，通过经络系统的感应传导及调节机能，而使人身气血阴阳得到调整而恢复平衡，从而发挥其治疗保健及防病效能。

推拿，是通过各种手法，作用于体表的特定部位，以调节机体生理病理状况，达到治疗效果和保健强身的一种方法。其原理有三：一是纠正解剖位置异常，二是调整体内生物信息，三是改变系统功能。

药物调养是长期服食一些对身体有益的药物以扶助正气，平衡体内阴阳，从而达到健身防病益寿的目的。其对象多为体质偏差较大或体弱多病者，前者应根据患者阴阳气血的偏颇而选用有针对性的药物，后者则以补益脾胃、肝肾为主。药物调养，往往长期服食才能见效。

第二节　养生艾灸重点穴位

艾灸具有强身健体、延年益寿等作用。在具体的应用中，多使用温和灸法，也可使用隔物灸法，可视具体穴位而定，一般可每周2～3次，每次20～30分钟。养生灸重在持之以恒，只有坚持长期的施灸，才能收到理想的效果，如俗语讲：若要身体安，三里常不干。现将养生重点穴位介绍如下。

1. 足三里

足三里为胃经之合穴。艾灸足三里可使胃气旺盛，胃乃后天之本，胃气旺则五脏六腑皆受其气，则气血充盈，故艾灸足三里有补益脾胃、调养气血、扶正驱邪、延年益寿的作用。足三里常用温和灸法，适用于各类人群。

2. 关元

关元为任脉穴，在脐下3寸，为一身元气之所在，是增补元气、益气摄精、温阳固脱的强壮要穴，常灸关元穴可使阳气充足，精血不亏，“正气存内，邪不可干”。关元穴常用温和灸或隔附子饼灸，适用于中老年保健者、元气不足者及女性的保健。

3. 气海

气海为任脉穴，在脐下1.5寸。气海有培补元气，益肾固精之用，为保健灸的要穴。气海穴常用温和灸法，尤适用于中老年保健者、中老年元阳不足者。

4. 神阙

神阙为任脉穴，即肚脐处，有温补元阳，健运脾胃，益气固脱，益寿延年的功效。常用隔姜灸、隔盐灸，也可用温和灸法，适用于素体阳虚体质，伤寒阴证或吐泻并作、中风脱证等及中老年人群。

5. 膏肓

膏肓为膀胱经穴，有理肺补虚，养阴调心作用，常用温和灸法。

对一切虚劳诸损，年老体弱者，慢性哮喘、肺痨、咳嗽、瘰疬等慢性顽疾者适宜。

6. 膻中

膻中为任脉穴，为气之所会，心包募穴，有理气活血，宽胸解郁，止咳平喘之功。可用温和灸、雀啄灸法，适用于肝郁气滞、血瘀、痰湿体质。

7. 中脘

中脘为任脉穴，胃之募穴，有温胃止呕，散寒止痛，和胃健脾，通降腑气功效。常用隔姜灸，亦用温和灸法。适用于脾胃虚弱体质，因寒而致的呕吐、腹痛以及风寒痹痛等。

8. 涌泉

涌泉为足少阴肾经的井穴，有宁神开窍、补肾益精、疏调肝气的功效。可用温和灸，适用于中老年阴虚阳亢者。

9. 大椎

大椎为督脉穴，是手、足三阳经和督脉的交会穴，总督一身之阳气，有温阳解表、疏风散寒、清脑安神的功效。常用温和灸法，适用于阳气偏虚、易外感、抵抗力低下者。

10. 身柱

身柱为督脉穴，有通阳理气、祛风退热、补气固表的功效，为小儿保健灸的重点穴位。常用温和灸法，适用于小孩体质虚弱、易外感咳嗽及久病不愈的患者。

11. 三阴交

三阴交为脾经穴，为足三阴经的交会穴，可健脾化湿、益精、补血，具有调冲任、调补肝肾之功效。常用温和灸法，适用于妇科病患者，津、精、血不足者，虚火易上炎者，脾胃不足者。

12. 肾俞

肾俞是膀胱经穴，肾的背俞穴。肾为先天之本，藏精之所，若肾气充足则人精力充沛，行动敏捷，脑聪目明，生殖功能正常。灸此穴可以补肾益精，温通元阳，延缓衰老。常用温和灸法，也可用隔姜灸等，适用于中老年保健者、元气不足者。

13. 百会

百会为督脉穴，手、足三阳经交会之穴，具有醒脑开窍，回阳固脱的作用。常用温和灸法，适用于脑力工作者、神经衰弱者等人群。

第三节　养生保健灸法

一、延年益寿灸

艾灸用于养生保健，自古以来就广为流传。艾灸具有温煦气血，扶正祛邪，不但可以强身健体，而且可以延年益寿。

选穴：足三里，关元，神阙，三阴交，肾俞。足三里健补脾胃，促进气血化生；关元培本固肾；神阙可补益阳气；三阴交健脾益胃，协调三阴；肾俞温肾助阳，补精益髓。诸穴合用，可健运脾胃，益气养血，补精益髓，强体益寿。

操作：用温和灸，关元、神阙也可使用隔盐灸、隔附子饼灸。每次可选用 1～2 穴，每次15～30分钟，每周 2～3 次。

二、防病保健灸

未病先防是中医学的重要思想，《内经》强调："是故圣人不治已病治未病，不治已乱治未乱。"而艾灸作为保健方法之一，具有显著的强体防病、增强免疫的功效。《扁鹊心书》说："保命之法，灼艾第一。"

选穴：足三里，大椎，风门，肺俞。足三里补脾胃，益气血，扶正培元；大椎可温阳固表，疏风散寒；风门、肺俞均可益气固表，宣肺散寒。

操作：用温和灸。每次可选用 2～3 穴，每次 15～30 分钟，每周 2～3 次。

三、益智安神灸

随着生活节奏的加快，工作及生活压力的增大，许多人伴有长期、慢性发作的头痛、头晕、精神不振、烦躁易怒、失眠多梦、记忆力下降、工作效率下降、注意力不集中等精气神不足的症状。艾灸可以疏通经络，健脑益智安神。对于学生、脑力工作者或生活压力较大者尤为适宜。

选穴：百会，太阳，风池，足三里，神阙。百会、太阳、风池均位于头部，可醒脑开窍，疏通局部气血，达到健脑益智安神的作用；足三里健脾胃，为气血生化之源，为神提供物质基础；神阙可补益阳气，使清阳达巅顶。

操作：用温和灸，神阙可用隔盐灸。每次可选用2～3穴，每次15～30分钟，每周2～3次。百会、风池处毛发较多，谨防烫伤或烧着头发，可配合太阳、风池、百会穴的局部按摩，效果更佳。

四、养肝明目灸

现代人办公、学习、娱乐等需大量时间面对电子屏幕或纸质书籍，长期过度用眼致使眼疲劳，使得各类眼疾发病率较前明显增加。艾灸能行气活血，养肝明目，对各类眼疲劳、近视等均有较好的疗效，对老年性视力减退也有一定的预防作用。

选穴：光明，肝俞，期门，养老，风池。肝俞为肝经背俞穴，期门为肝经募穴，俞募配穴，可滋养肝经；光明为足少阳经络穴，可养肝明目；风池为局部选穴，可疏通头面部及眼区气血；养老为保健穴，有养血明目的作用。

操作：可用温和灸法。每次可选用 2～3 穴，每次 15～30 分钟，每周 2～3 次。风池处毛发较多，谨防烫伤或烧着头发。可配合眼保健操或眼周局部按摩以增强疗效。

五、乌发美发灸

由于现代人生活不规律，心理压力增大，未老先衰、“少白头”、脱发或头发稀疏的现象明显增多。发为血之余，肾其华在发，灸法可以温阳补肾，滋补气血，有一定的乌发美发作用。

选穴：百会，四神聪（或阿是穴），膈俞，脾俞，肾俞，足三里，三阴交。头为诸阳之会，百会为足三阳经与督脉的交会穴，具有鼓舞清阳气血上升之功，百会、四神聪（阿是穴）为局部取穴，可疏通局部气血；膈俞为血会，可以养血活血；肾俞、三阴交可滋补肝肾，养血生发；脾俞、足三里可健运脾胃，气血旺盛血化生有源。

操作：可用温和灸法。每次可选用 2～3 穴，每次 15～30 分钟，每周 2～3 次。百会、四神聪处毛发较多，谨防烫伤或烧着头发。可用手指扣击局部或辅以按摩以改善局部血液循环，疗效更佳。

六、温补阳气灸

阳气在人体中有重要作用，《素问·生气通天论》：“阳气者，若天与日，失其所则折寿而不彰。”而艾灸有温阳补虚散寒的作用，最适用于阳虚的虚寒体质人群，如有畏寒喜热、四肢冰凉、小便清长、大便溏等人群适用。

选穴：大椎，百会，肾俞，命门，关元，神阙。头为诸阳之会，百会为诸阳经所交会之处；大椎为三阳经、督脉之会，可温补一身之阳；肾俞、命门可温补肾阳，肾阳为一身之元阳，为诸阳之本；神阙补肾阳；关元位于下腑部，可回阳救逆。

操作：用温和灸法，肾俞、命门可用隔附子饼，神阙可用隔盐灸。每次可选用 2～3 穴，每次 15～30 分钟，每周 2～3 次。百会处毛发较多，谨防烫伤或烧着头发。

七、调理肠胃灸

脾胃乃后天之本，气血生化之源，在生命活动中具有重要作用。艾灸可以健运脾胃，对各种功能性消化不良、习惯性便秘、腹泻患者等均有良好的效果。

选穴：足三里，脾俞，中脘，天枢，关元，大肠俞，上巨虚。足三里为胃经下合穴；中脘为胃经募穴，腑之所会，可健运中州，调理胃腑气机；上巨虚为大肠经下合穴，“合治内腑”；天枢为大肠经募穴，大肠枢为大肠经背俞穴，关元为小肠经募穴，均可通调肠腑气机。

操作：用温和灸法，如阳虚较重可用隔附子饼灸。每次可选用2～3穴，每次15～30分钟，每周2～3次。

PART TWO 下篇

艾灸提高

第八章　常见病症的治疗

第一节　内科病症

一、感冒

【病症】是由多种病毒或细菌引起的急性上呼吸道感染。多发生在冬春季节，以鼻塞、咳嗽、头痛、恶寒发热、全身不适等临床症状为主要特征的病症。

【治则】祛风解表。

【主穴】风池、大椎、合谷、列缺、肺俞。

【配穴】风寒者加风门、肺俞；风热重者加曲池；咽喉痛者加少商。

【操作】风寒证隔姜灸；少商可用麦粒灸，其他穴用温和灸。每次选 3～5 穴，每穴 10～25 分钟，每日或隔日 1 次。

二、慢性支气管炎

【病症】是气管、支气管黏膜及其周围组织的慢性非特异性炎症，以咳嗽、咳痰或气喘等为主要症状，每年发病持续 3 个月且连续两年以上发作。

【治则】宣肺止咳，降气化痰。

【主穴】肺俞、膻中、脾俞、定喘(位于第 7 颈椎棘突下，旁开 0.5 寸)、肾俞。

【配穴】痰多者加丰隆、中脘；气虚者加足三里；表证重者加大椎、风门、列缺。

【操作】温和灸或直接灸。每次选 3～5 穴，每穴 10～25 分钟，每日或隔日 1 次。

三、哮喘

【病症】又名支气管哮喘，是由多种炎性细胞参与的气道慢性炎症，以发作性的喘息、呼吸困难、胸闷或咳嗽为主要表现。

【治则】宣肺理气，化痰定喘。

【主穴】肺俞、定喘(位于第 7 颈椎棘突下，旁开 0.5 寸)、膻中、肾俞、足三里。

【配穴】寒哮者加风门、外关；热哮者加大椎、曲池；痰多者加中脘、丰隆；喘甚者加天突。

【操作】热哮直接灸或温和灸，风寒隔姜灸。每次选 3～5 穴，每穴 10～25 分钟，每日或隔日 1 次。

四、高血压

【病症】以体循环血压升高为主要表现的临床综合征，收缩压大于 140 mmHg，或舒张压大于 90 mmHg 即可诊断为高血压病。早期可无自觉症状，或表现为头痛、头晕、耳鸣、心悸、失眠等症状，后期会出现心、脑、肾等靶器官的损害及其功能衰竭。

【治则】平肝潜阳，补肾益肝。

【主穴】足三里、曲池、百会、涌泉、神阙。

【配穴】肝阳上亢者加肝俞、太冲；痰湿壅盛者加阴陵泉、丰隆；晕甚、头痛者加太阳、风池。

【操作】温和灸或直接灸。每次选 3～5 穴，每穴 10～25 分钟，每日或隔日 1 次。注意监测血压，血压较高时应配合药物治疗。

五、2 型糖尿病

【病症】以慢性血糖水平增高为特征的代谢性疾病，以胰岛素抵抗及胰岛素分泌不足机制所引起，最终可导致眼、肾、神经、心脏、血管等组织器官的慢性进行性病变、功能减退及衰竭。

【治则】滋阴补肾，健脾益气。

【主穴】脾俞、肾俞、胰俞、三阴交、足三里、然谷。

【配穴】多食善饥加合谷、上巨虚、中脘；便秘加天枢、支沟；盗汗者加复溜、合谷；阴阳两虚加关元、命门。

【操作】温和灸或直接灸。每次选 3 ~ 5 穴，每穴 10 ~ 25 分钟，每日或隔日 1 次，10 日一个疗程。注意监测血糖，血糖较高时应配合药物治疗。

六、高脂血症

【病症】血清总胆固醇(TC)、甘油三脂(TG)、低密度脂蛋白升高或血清高密度脂蛋白(HDL－C)降低的病症，与肥胖症、2 型糖尿病、高血压、冠心病、脑卒中等密切相关。

【治则】健脾益气，祛湿化浊。

【主穴】脾俞、足三里、丰隆、阴陵泉、神阙。

【配穴】便秘加天枢、支沟；气滞血瘀者加膻中、膈俞。

【操作】温和灸或直接灸，神阙可隔盐灸。每次选 3 ~ 5 穴，每穴 10 ~ 25 分钟，每日或隔日 1 次，10 日一个疗程。应注意养成良好的生活习惯，饮食应低盐低脂，忌甜食，适量运动。

七、血栓闭塞性脉管炎

【病症】一种发生于四肢小动脉、静脉的慢性进行性的闭塞性炎症，伴有继发性神经改变。多发于下肢，以患者缺血、疼痛、间歇性跛行、受累动脉搏动减弱或消失为主要特征，严重者有肢端溃疡或坏死。

【治则】温经散寒，活血止痛。

【主穴】三阴交、血海、肾俞、关元、神阙。

【配穴】下肢加足三里、解溪；上肢加曲池、外关、合谷。

【操作】直接灸或温和灸，每次选 3～5 穴，每穴 10～25 分钟，每日或隔日 1 次。应加强自身护理，注意患部局部保暖，避免寒冷刺激，戒烟。如病情加重，应立即就诊，积极配合药物或外科治疗。

八、慢性胃炎

【病症】由于各种原因所引起的胃黏膜慢性炎症性改变，为最常见的胃部疾病，可分为非萎缩性、萎缩性和特殊类型三类。主要症状有纳差、嗳气、腹胀、消化不良等，也可无明显症状。

【治则】健脾和胃。

【主穴】内关、中脘、足三里、胃俞。

【配穴】脾胃虚寒者加脾俞、肾俞；胃阴不足者加三阴交、太溪；血瘀胃络者加膈俞。

【操作】温和灸或直接灸。每次选 3~5 穴，每穴 10~25 分钟，每日或隔日 1 次。

九、消化性溃疡

【病症】主要指胃或十二指肠的慢性溃疡，以节律性上腹痛(餐后 2～4 小时或午夜痛)、嗳气、泛酸、腹胀、食欲不振为主要表现，严重者可出现呕血或黑便。

【治则】行气解郁，补脾温中，和胃止痛。

【主穴】中脘、足三里、胃俞、公孙。

【配穴】肝气郁结加太冲；肝郁化火者加行间；寒邪犯胃者加合谷；淤血阻滞者加膈俞、内关；脾胃虚寒者加脾俞、命门。

【操作】温和灸或直接灸。每次选 3~5 穴，每穴 10~25 分钟，每日或隔日 1 次。治疗过程中应注意饮食控制，严重者应配合抑酸药物。如有黑便或呕血，应及时就诊并采取急救措施。

十、便秘

【病症】指大便次数减少和粪便干燥难解，一般 2 天以上无排便。临床表现为大便秘结不通，粪质干燥、坚硬，排便艰涩难下。

【治则】调理肠胃，行滞通便。

【主穴】天枢、大肠俞、上巨虚、支沟、丰隆。

【配穴】热秘者加合谷、内庭；气秘者加太冲、中脘；气虚者加脾俞、气海；血虚者加足三里、三阴交；阳虚者加神阙、关元。

【操作】温和灸或直接灸。每次选 3 ~ 5 穴，每穴 10 ~ 25 分钟，每日或隔日 1 次。建议配合高纤维饮食，多饮水，养成定时排便习惯，适量运动。

十一、溃疡性结肠炎

【病症】指原因不明的以直肠、结肠黏膜及黏膜下层炎性改变及功能紊乱为主的结肠疾病，以慢性腹泻、腹痛、黏液脓血便为主症。

【治则】清利湿热，疏肝健脾。

【主穴】中脘、天枢、上巨虚、足三里、大肠俞。

【配穴】湿热下注者加阴陵泉、曲池；肝旺脾虚者加太冲、脾俞；脾胃虚弱者加脾俞、胃俞；肾阳虚者加关元、肾俞。

【操作】温和灸或直接灸。每次选 3 ~ 5 穴，每穴 10 ~ 25 分钟，每日或隔日 1 次。

十二、功能性消化不良

【病症】指由胃和十二指肠功能紊乱引起的，以持续性或反复发作性上腹部疼痛和食后饱胀、腹部胀气、食欲不振、嗳气、恶心、呕吐等症状为主的一组综合征。经检查排除引起这些症状的器质性疾病。

【治则】健运脾胃。

【主穴】中脘、足三里、脾俞、天枢。

【配穴】肝旺脾虚者加太冲；肾阳虚者加关元、肾俞；便秘者加上巨虚、支沟。

【操作】温和灸或直接灸，每穴 10～25 分钟，每日或隔日 1 次。

十三、中风

【病症】相当于现代医学的脑出血、脑梗塞、脑血栓形成等脑血管意外疾病，以突然发生的、由脑血管病变引起的局限性或全脑功能障碍，以一侧肢体的运动功能障碍或感觉丧失，或伴有口角㖞斜、流涎、吞咽困难、语言不利、大小便失禁等症状为主要临床特征。

【治则】通经活络。

【主穴】上肢瘫痪：肩髃、曲池、外关、合谷；下肢瘫痪：环跳、血海、足三里、三阴交、昆仑。

【配穴】气虚血瘀加肺俞、气海、脾俞；阴虚风动加太溪、风池。

【操作】温和灸或直接灸。每穴 10～25 分钟，每次选 5～8 穴，恢复期或后遗症期每 1～2 日 1 次，15 次为一个疗程。急性期应积极配合药物治疗，恢复期应在药物治疗的基础上配合功能锻炼。

第二节　骨伤科病症

一、颈椎病

【病症】指颈椎间盘退行性病变及颈椎骨质增生，刺激或压迫神经根、脊髓或血管，而出现头、颈、肩、上肢等一系列临床表现的疾病。临床上以颈肩部疼痛、颈活动受限，或伴上肢放射痛、头部体位改变时的头痛、眩晕等症状为主要表现。

【治则】行气活血，疏筋活络。

【主穴】风池、大椎、肩井、阿是穴。

【配穴】肩痛加肩髃、天宗；上肢麻痛加手三里、曲池、外关；眩晕者加百会、太阳。

【操作】直接灸或温和灸，每次选 3～5 穴，每穴 10～25 分钟，每日或隔日 1 次。

二、肩周炎

【病症】肩关节关节囊和关节周围软组织的一种退行性、无菌性炎症性疾病，表现为肩部疼痛和肩关节运动功能障碍的综合征，多发于50岁左右的成人，俗称“五十肩”。

【治则】温经散寒，通络止痛。

【主穴】肩髎、肩髃、肩井、曲池、阿是穴。

【配穴】肩胛痛者加肩贞、天宗；气滞血瘀者加合谷、膈俞。

【操作】直接灸或温和灸。每次选3～5穴，每穴20～45分钟，每日1～2次，10日为1个疗程。本病的预后与功能锻炼密切相关，应积极配合局部的功能锻炼。

三、肱骨外上髁炎

【病症】也称网球肘，前臂伸肌总腱在肱骨外上髁附着点处，由于肘、腕部长期劳累或用力过猛，造成该部组织部分撕裂、出血、粘连而产生的慢性无菌性炎症。临床主要表现为肘关节外上部疼痛，可向前臂外侧放射，用伸腕动作端提物件时，局部疼痛加剧。

【治则】通络止痛，行气活血。

【主穴】曲池、外关、阿是穴。

【配穴】气滞血瘀者加合谷、膈俞。

【操作】直接灸或温和灸。每穴 20～30 分钟，每日 1～2 次。

四、腰肌劳损

【病症】由积累性劳损、创伤及腰椎平衡失调等原因引起的腰部肌肉、筋膜、韧带等软组织慢性纤维化、瘢痕化、钙化、硬化而致，以腰痛、局部肌肉僵硬为主要临床特点的病症。

【治则】通经活络。

【主穴】肾俞、大肠俞、委中、阿是穴。

【配穴】肾虚者加命门、关元、太溪；寒湿者加阳陵泉、大椎、命门；瘀血者加膈俞、绝骨。

【操作】直接灸或温和灸。每次选 3～5 穴，每穴 10～25 分钟，每日或隔日 1 次。

五、腰椎间盘突出症(坐骨神经痛)

【病症】因腰椎间盘髓核从纤维环的破裂处突出，压迫脊神经根，而引起以坐骨神经痛为主要症状的疾病。临床表现主要为单侧放射性腰腿痛，可因咳嗽、喷嚏等增高而诱发或加重。

【治则】舒经活络。

【主穴】肾俞、大肠俞、环跳、委中、阿是穴。

【配穴】放射至膝以下者加阳陵泉、昆仑、悬钟；气滞血瘀者加膈俞，心俞；寒湿者加命门、阴陵泉；肾精亏虚型加命门、关元、气海、太溪。

【操作】直接灸或温和灸。每次选 3～5 穴，每穴 10～25 分钟，每日或隔日 1 次。

六、膝关节骨性关节炎

【病症】膝关节软骨的退行性病变和继发性骨质增生的慢性关节性疾病，以膝关节疼痛、僵直畸形和功能障碍为主要临床特点。

【治则】活血化瘀，通络止痛。

【主穴】犊鼻、血海、梁丘、阳陵泉、阿是穴。

【配穴】偏寒者加肾俞、命门；偏湿者加阴陵泉；肾虚者加肾俞、命门；气滞血瘀者加膈俞、心俞。

【操作】直接灸或温和灸。每次选 3～5 穴，每穴 10～25 分钟，每日或隔日 1 次。

七、风湿性关节炎

【病症】一种与溶血性链球菌感染有关的变态反应性疾病，其特点是以侵犯四肢大关节为主，在关节局部出现红、肿、热、痛或功能障碍，发病以儿童及青年居多数。

【治则】祛风除湿，温经散寒，通经活络。

【主穴】阿是穴、曲池、足三里、血海、肝俞。

【配穴】行痹者加风池；湿痹者加阴陵泉；热痹者加大椎。

【操作】寒湿隔姜灸，直接灸或温和灸。每次选 3～5 穴，每穴 10～25 分钟，每日或隔日 1 次。

八、强直性脊柱炎

【病症】一种主要侵犯骶髂关节、脊柱和髋关节的慢性炎症性疾病，受累脊柱有迅速发生屈曲畸形骨性强直的趋势，多发于中青年男性。

【治则】温肾通督，补气填精。

【主穴】胸腰段夹脊穴或督脉上阿是穴为主。

【操作】直接灸或温和灸，或者选用督脉灸(也名长蛇灸)。每次 1～2 小时，每周 2 次，3 个月为一疗程。

九、扭伤

【病症】是指任何关节由于旋转牵拉或肌肉猛烈而不协调的收

缩，突然发生超出生理范围的活动时，引起关节周围的关节囊、韧带、肌腱、肌肉过度牵拉而造成部分或全部的撕裂或损伤。

【治则】行气活血，消肿止痛。

【主穴】阿是穴、阳陵泉、膈俞。

【配穴】腕关节扭伤者加外关、列缺；踝关节扭伤者加昆仑、解溪、丘墟；腰扭伤者加腰阳关、腰痛点(位于手背，当第二、三掌骨及第四、五掌骨之间，当腕横纹与掌指关节中点处，共两穴)。

【操作】直接灸或温和灸。每穴 10～25 分钟，每日或隔日 1 次。早期若有局部毛细血管破裂产生的皮下出血，应当局部冰敷，出血停止前不宜艾灸；出血停止后配合局部按摩、热敷等可加强疗效。

第三节　妇科病症

一、乳腺增生

【病症】是指妇女乳房部常见的慢性良性肿块，以乳房肿块、局部胀痛为主症，多见于中青年妇女。

【治则】疏肝理气，活血化痰散结。

【主穴】阿是穴、乳根、膻中、合谷、肝俞、天宗、三阴交。

【配穴】痰气凝结者加丰隆、足三里；肝郁气滞者加太冲、膈俞。

【操作】温和灸。每次选 3～5 穴，每穴 10～25 分钟，每日或隔日 1 次。

二、乳腺炎

【病症】乳房的急性化脓性感染，为细菌经乳头皲裂处或乳管口侵入乳腺组织所引起的病症，以乳房红肿疼痛、排乳不畅以致结脓成痈为主要症状。以初产妇为多见，好发于产后 3～4 周。

【治则】活血行气，疏经通络。

【主穴】肩井、少泽、膻中、乳根。

【配穴】肝气郁结者加太冲、内关；胃热蕴结者加足三里、行间；热毒壅滞者加大椎、曲池；恶寒发热者加大椎、合谷；肿块触痛者加阿是穴。

【操作】温和灸。每次选 3～5 穴，每穴 10～25 分钟，每日或隔日 1 次。

三、子宫肌瘤

【病症】女性生殖器官中最常见的良性肿瘤，常表现为月经周期缩短、经期延长、经量增多等，小腹部触诊可发现包块。

【治则】活血通络止痛。

【主穴】阿是穴、三阴交、关元、神阙、子宫。

【配穴】气滞者加太冲；血瘀者加血海、膈俞；痰湿者加丰隆、阴陵泉；气虚者加足三里、脾俞。

【操作】直接灸或温和灸。每次选3～5穴，每穴10～25分钟，每日或隔日1次。

四、月经不调

【病症】妇科常见病，指月经的周期、经色、经量、经质出现异常改变，并伴有其他症状，具体可分为月经先期、月经后期、月经先后无定期、月经过多、月经过少、经期延长、经期出血等。

【治则】调理冲任。

【主穴】三阴交、关元、气海、神阙、肾俞。

【配穴】气滞血瘀者加膻中、膈俞；肝气郁结者加肝俞、太冲；虚寒证加命门、腰阳关；热证者加曲池、大椎；气不摄血者加足三里、脾俞、隐白。

【操作】直接灸或温和灸。神阙可用隔盐灸。每次选3～5穴，每穴10～25分钟，每日1次，经前5日开始治疗。

五、痛经

【病症】妇科常见病，以行经或月经来潮时发生小腹疼痛、坠胀，伴腰部酸痛不适为主要临床症状。

【治则】调经止痛。

【主穴】三阴交、关元、中极、次髎、合谷。

【配穴】气滞血瘀者加膻中、膈俞；寒湿凝滞者加命门、神阙；脾肾亏虚者加脾俞、肾俞。

【操作】直接灸或温和灸。每次选 3～5 穴，每穴 10～25 分钟，每日 1 次，经前 5 日开始治疗。配合中药方剂可提高疗效，继发性痛经者应积极治疗原发病。

六、闭经

【病症】妇科常见病，有原发与继发之分。凡年满 18 周岁，月经尚未来潮者，为原发性闭经，多由先天性异常引起；月经周期建立后，又连续 6 个月以上无月经者，为继发性闭经，多由继发性疾病引起。

【治则】调理冲任，温肾通经。

【主穴】神阙、肾俞、三阴交、关元。

【配穴】气滞血瘀者加膻中、膈俞；气血亏虚者加脾俞、足三里；寒凝血瘀者加命门、膈俞；肾气不足者加太溪、足三里；痰湿阻滞者加膻中、中脘、丰隆。

【操作】直接灸或温和灸。每次选3～5穴，每穴10～25分钟，每日1次，经前5日开始治疗。继发性闭经者应积极治疗原发病。

七、崩漏

【病症】指妇女非周期性子宫出血。其发病急骤、暴下如注，大量出血者为“崩”；病势缓，出血量少，淋漓不绝者为“漏”。崩漏多由于调节生殖的神经内分泌机制失常或其他原因引起。

【治则】调理冲任，益气摄血。

【主穴】足三里、三阴交、肾俞、关元、气海、隐白。

【配穴】脾胃虚弱者加脾俞、胃俞；肾阳虚加腰阳关、命门；肾阴虚加太溪；血瘀者加膈俞、血海。

【操作】直接灸或温和灸。每次选3～5穴，每穴10～25分钟，每日或隔日1次。如出血量较大，应及时采取紧急抢救措施。

八、带下病

【病症】指妇女阴道内所排出的分泌液，在量明显增多，或色、质、气味上发生异常的同时，伴有局部不适感或全身症状。

【治则】健脾利湿，固肾止带。

【主穴】气海、三阴交、带脉、阴陵泉。

【配穴】脾虚者加脾俞、足三里；肾虚者加太溪、肾俞；湿热者加曲池、次髎。

【操作】直接灸或温和灸。每次选3～5穴，每穴10～25分钟，每日或隔日1次。

九、慢性盆腔炎

【病症】指女性内生殖器与其周围的结缔组织、盆腔腹膜的炎症。临床上以反复发作性下腹部坠胀、疼痛及腰骶痛为主要症状，可伴有低热、乏力感。

【治则】清热利湿，活血化瘀。

【主穴】关元、子宫穴(脐下4寸，中极旁开3寸)、三阴交、归来、足三里。

【配穴】湿热者加阴陵泉、曲池；寒湿者加阳陵泉、命门。

【操作】直接灸或温和灸。每次选3～5穴，每穴10～25分钟，每日或隔日1次。

十、胎位不正

【病症】妊娠30周后经产前检查，发现臀位、横位、枕后位等谓之胎位不正。胎位不正如果不纠正，分娩时可造成难产。

【治则】调整胎位。

【主穴】至阴。

【操作】温和灸或麦粒灸。每穴10～15分钟，每日1～2次，5日为一个疗程；如不愈，取双侧至阴穴，休息2日后，继续下一疗程，最多2个疗程。一般而言，妊娠7～8月(30～32妊娠周)是转胎的最佳时机。过早纠正，胎儿活动度大，还可能复发；8个月后，胎头固定，可能会影响疗效。

十一、产后缺乳

【病症】产后乳汁分泌少，不能满足婴儿需要者。

【治则】调理气血，通络下乳。

【主穴】乳根、膻中、少泽、足三里。

【配穴】气血不足加脾俞、胃俞、气海；肝气郁结加肝俞、太冲；胸胁胀满加太冲、合谷。

【操作】直接灸或温和灸，少泽用麦粒灸。每次选3~5穴，每穴 10～25 分钟，每日或隔日 1 次。患者应保持心情舒畅，予以高蛋白流质饮食，并掌握正确的哺乳方法，辅以乳房局部的按摩、热敷等均有助于乳汁的分泌。

十二、不孕症

【病症】指育龄期妇女，夫妻同居 2 年以上，男方生殖功能正常，无避孕而不怀孕；或曾有过妊娠，又间隔 2 年以上，未避孕而不再受孕者。前者称原发性不孕，后者称继发性不孕。

【治则】调理冲任，补虚泻实。

【主穴】关元、气海、三阴交、肾俞、神阙、子宫穴。

【配穴】肾虚者加肾俞、太溪；肝郁者加太冲、内关；痰湿者加丰隆、阴陵泉；血瘀者加血海、膈俞。

【操作】直接灸或温和灸。每次选 3～5 穴，每穴 10～25 分钟，每日或隔日 1 次。对于不孕症应诊断病因，对于女方生殖器先天发育畸形或缺如并无法矫治者，治疗无效。

十三、围绝经期综合征

【病症】早期称为更年期综合征，指妇女在自然绝经前后，由于卵巢丧失功能而引起的一组综合征，多表现为月经周期的改变，精神神经症状如抑郁、烦躁、多疑等，雌激素缺乏导致血管舒缩症状如烘热汗出、眩晕、心悸等。

【治则】调理冲任，滋补肝肾。

【主穴】肾俞、三阴交、关元、足三里、神阙。

【配穴】肝肾阴虚者加太溪、肝俞；心肾不交者加太溪、心俞；阳虚者加命门；肝阳上亢者加风池、太冲。

【操作】直接灸或温和灸。每次选 3～5 穴，每穴 10～25 分钟，每日或隔日 1 次。

十四、男性不育症

【病症】夫妻婚后同居一年以上，未采用任何避孕措施，由于男性方面的原因造成的女方不孕者。

【治则】培补肾气。

【主穴】关元、肾俞、三阴交、足三里、神阙。

【配穴】肾阴虚者加太溪；肾阳虚加命门、志室；肝郁加肝俞、次髎；湿热者加阴陵泉。

【操作】直接灸或温和灸，关元、肾俞可用隔附子饼灸。每次选 3～5 穴，每穴 10～25 分钟，每日或隔日 1 次。

十五、男性性功能障碍

【病症】各种原因所导致的男性性功能异常，包括阳痿、早泄、遗精、性欲低下等。本病涉及医学及心理学问题，既可以继发于某种生理障碍，又可以是单独存在的心理性疾病。

【治则】温肾壮阳，养心宁神。

【主穴】关元、命门、三阴交、肾俞、心俞、膻中。

【配穴】兼阴虚者加太溪、三阴交；肝郁加肝俞、太冲；湿热者加阴陵泉、曲池；心神不宁者加百会、神门。

【操作】直接灸或温和灸，关元、肾俞可用隔附子饼灸。每次选 3～5 穴，每穴 10～25 分钟，每日或隔日 1 次。

第四节　其他病症

一、肥胖

【病症】体重超过标准体重（身高－105）的 20％以上即称为肥胖症。

【治则】健脾祛湿化痰。

【选穴】足三里、神阙、脾俞、大肠俞、天枢、阴陵泉、三阴交。

【配穴】腹部肥胖加归来、中极；便秘加支沟；痰湿重者加丰隆；脾肾阳虚者加关元、命门。

【操作】直接灸或温和灸。每次选 4～6 穴，每穴 10～25 分钟，每日或隔日 1 次。原发性肥胖超重严重者应当控制饮食、加强锻炼才能有较好的效果。对于继发性肥胖，应当积极治疗原发病。

二、近视

【病症】眼的屈光系统发生异常的一种常见病，多见于青少年，发病与遗传因素有一定关系，但与环境、用眼习惯等亦密切相关。

【治则】补益肝肾，养血明目。

【选穴】太阳、风池、光明。

【配穴】肝肾亏虚加肝俞、肾俞；脾胃虚弱加脾俞、胃俞。

【操作】温和灸。每穴 10～25 分钟，每日或隔日 1 次。应注意养成良好的用眼习惯，配合眼保健操或局部按摩效果更佳。

三、抑郁证

【病症】多由精神创伤和长时间精神紧张而诱发。临床表现症状复杂，以持久的心境低落为主要表现。

【治则】调神理气，疏肝解郁。

【选穴】百会、膻中、内关、太冲。

【配穴】肝气郁结加肝俞、合谷；痰气郁结加丰隆；心神不宁加心俞、神门；心脾两虚加心俞、脾俞。

【操作】温和灸。每次选 3～5 穴，每穴 10～25 分钟，每日或隔日 1 次。建议配合心理治疗，如抑郁证较为严重，应转诊精神科专科治疗。

四、变应性鼻炎

【病症】也称过敏性鼻炎，为接触变应原后由 IgE 介导的炎症而引起，以鼻塞、流清涕、鼻痒及发作性喷嚏为主要临床症状的疾病，是上呼吸道慢性疾病发病率最高的疾病之一，是诱发鼻窦炎、支气管炎的重要危险因素之一。

【治则】健脾益气，通利鼻窍。

【选穴】印堂、肺俞、脾俞、神阙、足三里、大椎。

【配穴】鼻流清涕量多，加丰隆、阴陵泉；气虚不固者加肺俞、风门；头痛加风池、太阳；咽痒不适加天突、人迎。

【操作】直接灸或温和灸。每次选 3～5 穴，每穴 10～25 分钟，每日或隔日 1 次。如患者对烟较为敏感，可改用无烟艾灸。

五、慢性疲劳综合征

【病症】一种原因不明的以长期疲劳为主要表现的综合征，同时伴有低热、头痛、肌肉关节疼痛、失眠、注意力不集中和多种精神症状，体检或实验室检查一般无异常发现。

【治则】补益气血、调理气机。

【选穴】百会、肝俞、脾俞、肾俞、膻中、足三里、神阙。

【配穴】失眠加神门、照海；健忘加印堂、水沟；肝气郁结加太冲、内关。

【操作】直接灸或温和灸，神阙隔盐灸。每次选 3～5 穴，每穴 10～25 分钟，每日或隔日 1 次。

六、斑秃

【病症】头皮部毛发突然脱落的病症，严重者头发可全部脱落，主要见于头皮，亦可见于眉毛、胡须等处。目前本病原因并不清楚，可能与精神因素、遗传、自身免疫等有关。

【治则】活血祛风，养血生发。

【主穴】百会、肝俞、肾俞、曲池、血海、阿是穴。

【配穴】肝肾不足加三阴交、太溪、关元；肝郁气滞者加太冲、合谷；血瘀者加膈俞；失眠加神门、三阴交。

【操作】直接灸或温和灸，阿是穴应温和灸，避免烧着局部毛发；每穴 15～25 分钟，每日 1 次，可配合局部按摩。

七、湿疹

【病症】一种过敏性炎症性皮肤病，其临床特点是皮损对称分布，多形损害，剧烈瘙痒，有湿润倾向，反复发作，易成慢性。

【治则】温阳化湿，行气活血。

【主穴】三阴交、血海、曲池、合谷，阿是穴。

【配穴】脾胃虚弱加脾俞；湿热蕴结加阴陵泉；阴虚加太溪。

【操作】直接灸或温和灸，每次选 3～5 穴，每穴 10～25 分钟，每日或隔日 1 次。

第九章　施灸材料与器具

第一节　施灸材料:艾叶

施灸的材料以艾叶制成的艾绒为主，但也有根据不同病症采用其他材料如灯心草、桑枝、毛茛、斑蝥等施灸。

艾别名艾蒿、艾草，为菊科多年生灌木状草本植物，叶似菊，表面深绿色，背面灰色有茸毛。我国各地均有生长，以湖北蕲州产者为佳，叶厚绒多，称为蕲艾。艾叶作为灸用材料宜于每年农历4～5月开花前阶段，正值枝叶茂盛时期采集。

艾草是人们保健强身的一味重要中药。艾性味苦、辛，性温，入脾、肝、肾经。据《本草从新》记载："艾叶苦辛，生温，熟热，纯阳之性，能回垂绝之阳，通十二经，走三阴，理气血，逐寒湿，暖子宫，止诸血，温中开郁，调经安胎……以之灸火，通透诸经而除百病。"艾易燃，燃时火力温和，可直透肌肤，具有芳香之气，能理气血，逐寒湿，通经络。现代实验研究证明，艾叶中除含有挥发油外，还含有鞣质、黄酮类、黄酮类、甾醇类、多糖类、微量元素及其

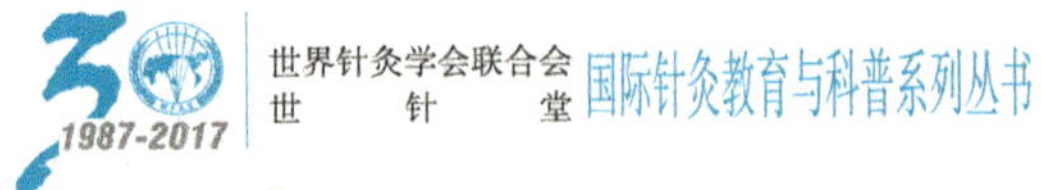

他有机成分。燃烧过程中，其挥发油有有近百种化学成分，一直被人们认为是比较理想的施灸材料。

艾以陈旧者佳，《本草纲目》记载："凡用艾叶，需用陈久者。治令细软，谓之熟艾，若生艾，灸火则易伤人肌脉"。新产艾绒内含挥发油质较多，燃烧快，火力强，艾灰易脱落，易烧伤皮肤等。而陈艾的优点是含挥发油少，燃烧缓慢，火力温和，燃着后烟少，艾灰不易脱落。《孟子·离娄上》："七年之病，求三年之艾"，说明古人选择陈艾是有道理的。

一、艾叶的现代研究

现在已发现艾叶除含有主要成分挥发油外，尚含有鞣质、黄酮类、甾醇类、多糖类、微量元素及其他有机成分。

近几十年来，国内外学者以传统的艾叶药性理论为基础，运用现代科学技术和实验方法研究其药理作用，制作的艾叶水浸剂、烟熏剂、艾叶油等，具有消炎、抗菌、抗病毒、平喘、止血、抗过敏、增强免疫、护肝利胆、解热、镇静等作用。

(1)抗菌作用：有人实验艾叶水煎液在体外对炭疽杆菌、α-溶血性链球菌、β-溶血性链球菌、白喉杆菌、假白喉杆菌、肺炎球菌、金黄色葡萄球菌、柠檬色葡萄球菌、白色葡萄球菌、枯草杆菌等 10 种革兰阳性嗜气菌皆有抗菌作用。有学者进行了艾烟在培养皿中的抑菌实验和烧伤创面的抑菌实验后，发现艾烟对常见的化脓性细菌（铜绿假单胞菌、大肠杆菌、金黄色葡萄球菌、产碱杆菌）有显著抑制作用，能使烧伤面的菌落数明显减少。艾叶对腺病毒、鼻病毒、疱疹病毒、副流感病毒和流感病毒等5种病毒株亦有抑制作用。

（2）平喘、镇咳、祛痰作用：药理实验证明，艾叶及艾叶油有较好的平喘、镇咳、祛痰作用，其中尤以平喘作用最为显著。

（3）止血作用：艾叶制炭能降低毛细血管的通透性，抗纤维蛋白的溶解，可使凝血酶原时间及凝血时间缩短。

（4）增强免疫作用：艾叶提取物可增强，小鼠单核细胞吞噬功能，也可提高人体特异性免疫球蛋白含量，具有一定的增强免疫的作用。

（5）其他作用：艾叶有一定的护肝利胆作用，增强消化功能；促进子宫的收缩；降压；清除过氧化物和自由基等。

二、艾绒质量鉴别

艾绒质量对施灸的效果也有影响。劣质艾绒，燃烧时火力猛，易使患者感觉灼痛，难以忍受，且因杂质较多，燃烧时常有爆裂的流弊，所以选择优质品为宜。新产的艾绒，内含挥发性油质较多，灸时火过强，所以用陈者为上。

艾绒品质优劣的辨别有以下几点。

(1)看艾绒的色泽：好的艾绒呈土黄色，夹少量的绿色，茎秆细小，质地细如绒；而劣质的艾绒呈青黑色，茎秆颗粒较大且多。

(2)闻艾绒的气味：品质好的艾绒气味芳香且清淡，不刺鼻；品质差的艾绒味道很浓且刺鼻，甚至有霉味。

(3)摸摸艾绒的质感：好的艾绒摸起来柔软细腻；差的艾绒手感很粗糙。好的艾绒容易抱团，即使把包装纸撕掉，也不会完全散掉；差的艾绒把包装纸一撕掉就会散落。

(4)感觉艾条的火力：好艾条火力柔和不烈，渗透力强；差的艾条火力刚烈，渗透力不强，易有灼痛感。

(5)看燃烧速度：质量好的艾绒杂质更少，艾绒细腻蓬松，相较低比例的艾绒燃烧速度更快。就好比一个纯正的棉花团，一个夹杂了石子、沙粒的棉花团，两个一起燃烧，纯正的棉花团烧得更快。

(6)看艾条燃烧后的灰烬：品质好的艾条燃烧后的灰烬是灰白色的，摸起来细腻柔滑，不容易散落；而品质差的艾条燃烧后的灰烬是黑灰色，四处散落，摸起来粗糙有颗粒。

第二节　施灸辅助用具

一、温灸盒

温灸盒是一种特制的盒形木制灸具。灸盒有1～6孔之分，如果要施灸的面积较小，可以选用单孔或双孔灸盒；如果施灸的面积较大，如背部、腹部等，可以使用多孔艾灸盒。温灸盒适用于身体大部分穴位，可通过调整艾条与身体的距离来调节施灸的温度。

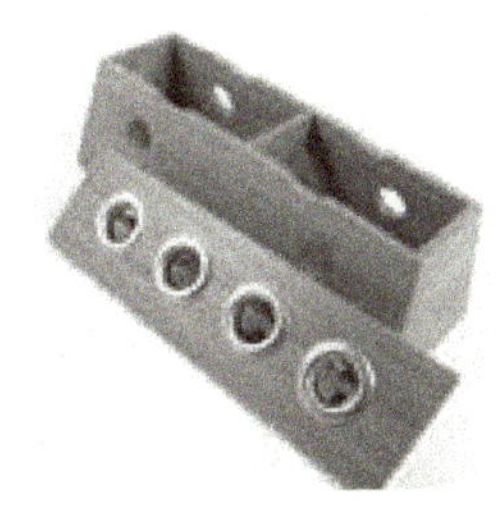

温灸盒

二、随身灸

随身灸也是艾灸时常用到的艾灸器具，这种灸器使用简便，易于随身携带，价格低廉且适合身体的任何部位，并可通过旋转灸盒来调整施灸温度。

三、温灸棒

温灸棒是一种以金属材质制成的圆筒灸具，有三种型号：小号、中号、大号。小号铜棒配合 4 mm 的无烟艾条，适合面部美容时使用，中号和大号铜棒适合身体等部位艾灸。

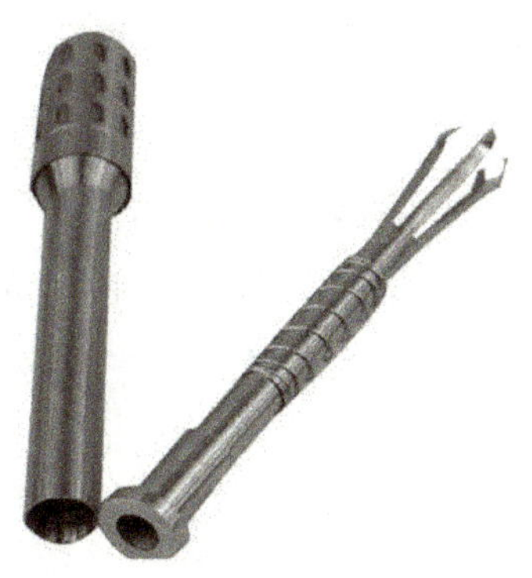

温灸棒

四、温灸筒

温灸筒多为圆筒状，温灸筒是最早的艾灸灸具。温筒灸较温灸盒使用更加方便灵活，不受部位限制，可防止艾灰脱落引起烫伤，是目前应用较广的温灸器。使用时将艾绒及药物放入小筒点燃，然后在施灸部位来回熨烫，至局部红晕为度。

五、特定电磁波谱治疗仪

在通电情况下，特定电磁波谱治疗仪可产生特定波长范围（波长范围在2.5～25μm）的红外线，作用于机体可产生温热效应，促进局部血液循环，加强代谢，消除炎症，松解粘连等。治疗仪相对于传统艾灸无烟，不易发生由艾灰掉落引起的安全事故，可在针灸门诊配合针刺使用，节省时间，是一种有效、安全、使用简便的医疗器械。

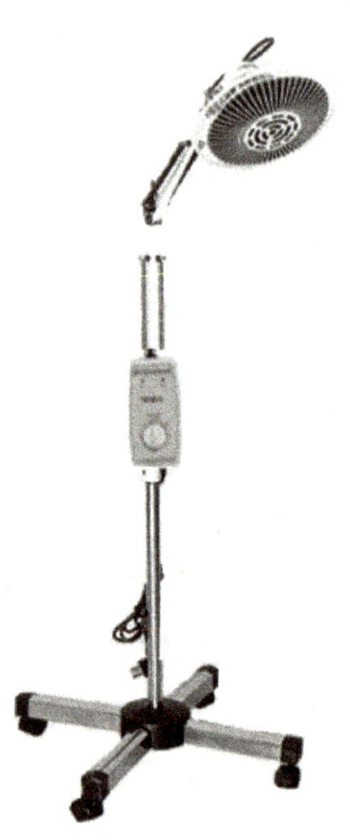

特定电磁波谱治疗仪

第十章　历代医学灸法理论与传统特色灸法

第一节　历代医家灸法理论

一、《黄帝内经》灸法理论

《黄帝内经》(以下简称《内经》)是我国现存最早的中医经典著作，是中医学的奠基之作，也是中医学理论与实践继承发展的基石。《内经》大量篇幅论述针灸学的内容，尤其是《灵枢》所记载的针灸理论更为丰富而系统，其主要内容至今仍是针灸学的核心部分。《内经》对针灸的理论和应用有全面的论述，其中涉及灸法的论述有36篇，对艾灸理论基础的奠定和后世艾灸疗法的发展具有重要意义。现整理如下。

1. *灸法原则*

根据经络气血虚实不同，辨证施灸。《素问·通评虚实论》曰："络满经虚，灸阴刺阳；经满络虚，刺阴灸阳"。经络的分布走行各有处所，经行于里(阴)而络布于表(阳)，由于经络邪正的盛衰不同，当辨证施以不同的灸法。

根据六经气血的多少、精神情志的不同选用灸法。《素问·血气形志篇》云："夫人之常数，太阳常多血少气，少阳常少血多气，阳明常多气多血，是谓五藏之俞，灸刺之度也"。"形乐志苦，病生于脉，治之以灸刺，形苦志乐，病生于筋，治之以熨引。"即是指出血气有多少，形志有苦乐，天人有常数，灸刺有常度。

2.灸法作用

《内经》中所载灸法的应用十分广泛，能治疗多种疾病。《灵枢·官能》曰："针所不为，灸之所宜。"

(1)温散寒邪。《素问·调经论》曰："血气者，喜温而恶寒，寒则泣不能流，温则消而去之"。即可用灸法治疗寒邪为患，偏于阳虚诸证。

(2)祛风和营。《素问·玉机真藏论》曰："是故风者百病之长也，今风寒客于人，使人毫毛毕直，皮肤闭而为热，当是之时，可汗而发也；或痹不仁肿痛，当是之时，可汤熨及火灸刺而去之，弗治，肾传之心，病筋脉相引而急病名曰契，当此之时，可灸可药"。《素问·骨空论》曰："大风汗出，灸譩譆"。风为百病之长，最易袭表，致腠理闭郁，营卫不和，此时用灸可以发散透泄，调和营卫，引邪外出。

(3)行气活血祛瘀。《灵枢·刺节真邪》曰："治厥者，必先熨调和其经，掌与腋、肘与脚、项与脊以调之，火气已通血脉乃行，脉中之血，凝而留止，弗之火调，弗能取之”。即是指出血脉因寒气而凝结，运行涩滞不畅，必须先用温熨调和其经脉，在两掌、两腋、两肘、两脚，以及项与背竹关节交会之处施行熨灸，以行气活血祛瘀，待温热之气到处通达，再取穴进行针刺。

(4)温阳固脱，补中益气。《灵枢·官能》云：“上气不足，推而扬之，下气不足，积而从之，阴阳皆虚，火自当之，厥而寒甚，骨廉陷下，寒过于膝，下陵三里，阴络所过，得之留止，寒入于中，推而行之，经陷下者，火则当之，结络坚紧，火所治之。”即是凡遇大寒在里，或中气下陷以致阴阳俱虚的患者均用灸法。

(5)灸治痈疽。《灵枢·痈疽》云：“发于肩及臑，名曰疵痈，其状赤黑，急治之，此令人汗出至足，不害五脏，痈发四五日逞焫之……发于胁，名曰败疵，败疵者女子之病也，灸之，其病大痈脓，治之，其中乃有生肉，大如赤小豆……”。痈疽初期时可用灸法，使痈毒得以消散。

(6)调气通经以治癫狂。《灵枢·癫狂》曰：“治癫疾者……灸穷骨二十壮，穷骨者，骶骨也。……脉癫疾者，暴仆，四肢之脉皆胀而纵。脉满，尽刺之出血；不满，灸之挟项太阳，灸带脉于腰相去三寸，诸分肉本输”。即指气机逆乱，气血失调所致的癫狂可用灸法治疗。

3. 灸法补泻

《内经》中详细描述了灸法补泻的操作方法。《灵枢·背俞》

指出："气盛则泻之，虚则补之，以火补者，毋吹其火，须自灭也，以火泻者，疾吹其火，传其艾，须其火灭也"。该篇详细描述了灸法补泻的操作方法，即根据艾火燃烧的速度之徐疾和火力之缓急来区分补泻。后世灸法补泻多以其为准。这种方法对后世灸法补泻的应用和发展产生了重要影响，一些医家在继承的基础上又有所发挥，如明代杨继洲描述为"以火补者，毋吹其火，须待自灭，即按其穴；以火泻者，速吹其火，开其穴也"（《针灸大成》）。显然，杨氏在艾灸补泻的操作时受针刺开阖补泻的影响，对虚寒病症施行艾灸补法，艾灸结束时手按孔穴，使真气聚而不散，而外邪不得侵入，从而发挥温补作用；对实热病症，开泄腠理，引邪气随火气而散，不按孔穴，以泄邪气。

4. 灸法禁忌

灸虽能治病，但如运用不当，也有流弊。《素问·奇病论》指出："病名曰息积，此不妨于食，不可灸刺。"《灵枢·终始》又云："少气者，脉口人迎俱少而不称尺中也，如是者，则阴阳俱不足，补阳则阴竭，泻阴则阳脱，如是者，可将以甘药，不可饮以至剂，如此者弗灸。"即久病不愈，阴阳俱虚的患者不宜用灸法，以免补其阳气，使属阴的五脏之气更趋衰竭，泻其病邪，使属阳的六腑之气更趋虚脱，故此类患者当慎用灸法。

5. 艾灸疗法之壮数

施灸数量，原则上要足，以火足气至适度而止。灸量不足，火候不到，就达不到治疗目的。除了灸量充足而适度之外，还应根据患者的体质与年龄、施灸部位、所患病情等因素确定灸量。《灵枢·经水》曰：“刺之深浅，灸之壮数，可得闻乎……其少长大小肥瘦，以心撩之，命曰法天之常。灸之亦然。灸而过此者很恶火，则骨枯脉涩；刺而过此者，则脱气。”艾灸的壮数可以是治疗犬伤的三壮（《素问·骨空论》），也可以是治疗癫狂的二十壮（《灵枢·癫狂》），也可以随病程确定壮数（《素问·骨空论》）。

二、孙思邈灸法理论

孙思邈（约581—682），隋唐著名的医药学家，博通经史百家，通晓临床各科，广收医学文献，著有《备急千金要方》和《千金翼方》，对应用灸法相当重视，将之与针法、汤药并列为三大法。他对灸法的应用有着自己独特的见解。对孙思邈灸法的贡献概述如下。

1. 指明施灸的顺序和时机

《千金要方·灸例》谓：“凡灸，当先阳后阴，言从头向左而渐下，次后从头向右而渐下，先上后下。”指出施灸的先后顺序，多是先阳后阴，则从阳引阴而无亢盛之弊；先上后下，则可引火下行；先左后右，阳在左而主升，阴在右而主降。遵循此规律，才能达到平衡阴阳、提高疗效的目的。如《备急千金翼方》卷二十七治中风：

“先灸百会，次灸大椎，次灸曲池，次灸间使，次灸足三里五壮”，但同时须因病制宜，不可拘泥不变。如治疗脱肛，先灸长强以收肛，后灸百会以举陷，用此顺序效果更加。

孙氏认为，在正午以后施灸为最佳，因此时阳气正旺而阴气未至，灸之则疗效较高，而午前或清晨，谷气尚不足“令人癫眩”，则不宜施灸。

2.提出掌握灸量的具体方法

(1)不同部位灸量不同。

关于不同的部位灸量不同，孙思邈在《备急千金要方》卷二十九灸例记载有“手臂四肢，灸之欲须小熟，亦不宜多。胸、背、腹，灸之尤宜大熟”。腕踝关节以下穴位壮数多在三、五、七、九壮，腕踝关节附近及至膝关节部灸量多在十至五十壮之间，躯干部穴位灸量多在百壮以上。《积气第五》云：“奔豚，灸气海百壮，穴在脐下一寸半。又灸关元百壮，穴在脐下三寸”。因“诸阳之会，皆在于面”，颜面部灸量最少。如《灸例第六》中云：“头、面、目、咽，灸之最欲生少。”

皮肤病症灸量大多较少。《疥癣第四》中“治凡身诸处白驳渐渐长似癣，不瘥方……灸左右手中指节去延外宛中三壮，未瘥报之。”治疗瘰疬有“一切瘰，灸两胯里患处宛宛中，日一壮，七日止，神验。又灸五里、人迎各三十壮。又灸耳后发际直脉七壮”。

(2)患者年龄、疾病性质及病情轻重不同，灸量也不同。

年壮者宜多灸，年幼及年老者不宜多灸。《灸例第六》云："凡言壮数者，若丁壮遇病，病根深笃者，可倍于方数。其人老小羸弱者，可复减半。"

以热为主的疾病灸量宜少，以寒为主的疾病灸量宜多。如同灸心俞穴，《心虚实第二》云："胸中满膈上逆气闷热，灸心俞二七壮。"《贼风第三》云："治心风寒方：灸心俞各五十壮。"以实为主的疾病灸量宜少，以虚为主的疾病灸量宜多。如同灸肝俞穴，卷十一虚证"肝虚目不明，灸肝俞二百壮"，实证"治猝中恶风，心闷烦毒欲死，灸肝俞二处各七壮"。

病情轻者宜灸少，重者灸多。《鼻病第二》载："治鼻出血不止，衄时痒痒，便灸足大趾节横理三毛中十壮，剧者百壮。"

(3)艾炷的大小反映灸量大小。

《千金要方》里对艾炷大小作了详细的描述，书中指出："灸有三分"，"灸不三分，是谓徒冤。炷务大也。小弱炷乃小作之，以意商量"，指出要依据患者的具体情况决定艾炷大小。大艾炷产热多，刺激度大，多用于成人、体壮者和肌肉丰满处；而小艾炷如"小麦大、鼠屎形、雀屎大"等，产热少，刺激相对较小，多用于小儿、体弱者及肌肉浅薄之处。

3. 增加了灸法的种类

(1)发展了隔物灸。

孙思邈主要应用隔附子、商陆、葶苈饼、蒜、豆豉、薤、黄土、面饼等8种隔物灸法。用隔附子灸治疗痈疽，隔商陆灸治疗颈漏，隔蒜灸治疗疽痈，隔豆豉灸治疗发背及痈疽肿溃未溃，隔薤灸治疗恶露疮。如“治痈肉如眼，诸药所不效者方，取附子，削令如棋子，安肿上，以唾贴之，乃灸之，令附子欲焦，复唾湿之，乃重灸之，如是三度，令附子热气彻内即瘥。”以上几种孙思邈最常用的隔物灸法，被后世众医家采用，有些方法至今尚为临床广泛应用。

(2)加药艾灸。

孙思邈根据不同的病症，创造性地在艾中加入一定的药物，补充了单用艾作为灸用药材的不足。如《千金翼方》卷二十四治疗瘰疬：“以艾一升，熏黄如枣大，干漆如枣大，三味末之，和艾作炷灸之，三七壮止。”还首载了竹茹灸治疗疔肿的方法：“刮竹箭上取茹作炷，灸上二七壮。”治疽痈破溃者，将大麻花与艾叶“等分合作炷，灸漏上百壮”。艾中掺药是对《内经》药灸疗法的进一步发展，扩大了灸法的适应证和治疗范围，对后世药艾条灸、雷火针、太乙针的出现都有很大的促进作用。

4. 扩大了灸法的治疗范围

(1)灸治热证。

孙思邈认为灸法除用于虚寒证外，还可以用于热证的治疗。《备急千金要方》和《千金翼方》二书共提及热证灸法67首，脏腑实热、湿热为患，热毒蕴结之证，均可用灸法。如《千金翼方·卷二十八》云：“凡卒患腰肿，附骨肿，痈疽节肿风，游毒热肿……急灸之立愈”；《备急千金要方·卷二十二》：“五淋，灸大敦三十壮”；《备急千金要方·卷十四》：“小肠热满，灸阴都，随年壮”；《备急千金要方·卷十九》：“腰背不便，筋挛痹缩，虚热内寒，灸第二十一椎。”以上理论认为灸法可宣泄实热、清化湿热、发散郁火，这对后世产生了重大影响，热证可灸已逐渐为更多的人所验证接受。但由于热证的范围甚广，是否全部可灸，应根据具体情况分别对待。

(2)灸治急症。

孙思邈也力主急症用灸，认为“凡百所苦，皆须急灸之，慎勿忍之停滞也”。如：“治卒中恶风，心闷烦毒欲死，急灸足大指下横纹随年壮，立愈”，为灸治中风急症的一大特色；又如“灸梳汗出熨之”为治众蛇毒方；“火灸蜡以灌疮中”为治犬啮人之方，在所咬处用灸法，火热能使其毒性蛋白凝固、破坏，以达到治疗作用。

5. 提倡灸法可用于保健

(1)未病先防。

注重疾病的预防和早期治疗是孙思邈的重要学术思想：“上工医未病之病……神工则深究萌芽”。孙思邈首次提出了预防疾病的保健灸法，谓：“入吴蜀地游官，体上常须三两处灸之，勿令疮暂差，则瘴疠湿疟毒气不能着人也。故吴蜀多行灸法。”在《千金要方》卷十七“中风”条下，他提出灸百会、风池、大椎、肩井、曲池、间使、足三里7穴预防中风。现代临床的三伏灸、药线点灸、雷火灸等方法，应用在不同的保健防治领域，拓展了灸疗养生的范围。

(2)已病防变。

患病之后，孙思邈主张及时治疗，曰："凡脚气初得脚弱，使速灸之，并服竹沥汤，灸讫可服八风散，无不差者，惟急速治之。"他还告诫："此病轻者，登时虽不即恶，治之不当，根源不除，久久期于杀人，不可不精以为意。"重视早期治疗是孙思邈的重要学术思想。《备急千金要方》卷七治风毒脚气"若欲使人不成病者，初觉即灸所觉处三二十壮，因此即愈，不复发也"，可见灸用于已病防变能使病"不复发"。现代实验证明，艾灸能增强白细胞吞噬能力，促进抗体的生成，增强机体的免疫力和抗病能力。故疾病初起，及时艾灸可扶正祛邪，抑制病情发展。

三、王焘灸法理论

王焘(约670—755)，唐代唐玄宗时期人，祖籍太原祈(今山西祈县)，后迁居于眉(今陕西眉县)，出身名门望族，是唐朝宰相王珪的孙子。幼多疾病，长好医术，数从高医游，遂穷医术。历任徐州司马、给事中、邺郡刺史。曾在弘文馆(国家图书馆)供职20余年，博览群书，采集诸家医方于唐天宝十一年(公元752年)编著《外台秘要》一书。全书40卷，共分1104门(可能部分散失)，载方6000余首。每篇首列病候，次叙各家方药，论著详尽，次序分明，按内、外、妇、儿、五官、皮肤等临床各科分述，另外专设灸法篇章，同时还对各种外治法、人工急救法以及疾病护理法等有所阐述，因其所载医方众多、治法多样，故可堪称为一部综合性医学巨著，被誉为中医学鼎盛时期的隋唐继《千金》、《肘后》之后的三部代表性作品之一。现将其论灸法的学术思想及特点总结如下。

1.重灸轻针，唯灸独尊

唐代王焘因受陈延之观点影响，认为“针法古来以为深奥，令人卒不可解”，故他非常注重灸疗的应用，以灸法之安全、效验、易于掌握而极力推崇，提出“医之大术，宜深体之，要中之要，无过此术”；指出“适以御风邪以汤药、针灸、蒸熨，随用一法皆能愈疾，至于火艾，特有奇能，难曰针汤散皆所不及，炭为其最要”；认为“针能杀人，不能起死人，若欲录之恐加性命，今不录针经，唯取灸法”，他唯恐医者以针伤人而推荐灸法。这是他的学术思想特点。他所著《外台秘要》一书中针灸治疗部分几乎都用灸方，这种弃针重灸的观点可能较为偏激，但也说明当时对灸法的重视，表明灸法比针法更易于被普通老百姓接受掌握，肯定了直接灸的历史价值。

2.灸有宜忌，补泻有度

王氏主要重视并提倡灸法，因而对灸法的一系列问题阐发较多且较详，给后人鉴往知来的同时并以启迪。例如王焘详细转载《甲乙经》中的不宜灸禁穴及老少加减法，提出十二经中禁不宜灸穴共有 32 个，并提出“凡灸有生熟，候人盛衰及老少也。衰老者少灸，盛壮肥实者多灸”，以及大风、大雨、大阴、大寒时不宜施灸等。他指出患者因年龄、体质等不同情况存在个体差异，而采取的灸法也不同。灸疗时须因人、因时制宜。其在论述“邪入皮毛经络风冷热灸法”中，阐述邪之入侵先由皮毛沿经络内传脏腑，由此损经伤脉而变为异病也。对风寒湿邪致病者提出不同的灸治方法，如灸风者宜从少至多，灸寒湿者宜从多至少。在论治手足腹背灸之多少及补泻八木之法中，认为手足内外脉乃五脏六腑精气所应之处，灸治时不宜过多；而腹背则是身之梁易为风寒冷气所结，故灸之宜多。其深入细致的灸法研究，侧重解决临床中的实际问题，以至推崇备至。在灸用材料方面，对于施灸材料的选择则提出忌用松、柏、桑、枣、竹、柿、枫、榆八木之灸，此可损脉伤髓，说明艾作灸是古人在反复实践的基础上所总结的宝贵经验。同时在“崔氏疗狂犬咬人方”中提到：“凡被狂犬咬即急吮去血急吐之，勿错厌之，然后捻杏仁和大虫牙捻作饼子贴疮上，顿灸二七壮，从此以后每日灸一两壮，贴杏仁饼子灸之，须要满百日乃止，百日内必莫使差”。在灸法上出现了隔杏仁饼灸的新发展，丰富了隔物灸的内容。

此外书中针对取穴方法指出：“凡孔穴皆逐人形大小，取手中指头第一节为寸，男左女右，又云三寸者尽一中指也”，并对于灸法应用于临床的一些关键性问题从理论上进行了阐述。如灸法的补泻问题：“凡灸皆有补泻，补者无吹其火，须炷自灭。泻者疾吹其火，传其艾，须其火至灭也”，又令施灸时须注意“艾炷根下广三分，长三分，若减此不覆孔穴不中经脉，火气不行，亦不能除病也”。他的这些灸法理论独具特色，颇能启迪后人思路，不仅丰富了针灸学的知识，同时对针灸医学鉴往知来，开拓针灸医学的实际应用，提高针灸临床疗效无疑起着积极的推动作用。

3.灸能养生，未病先防

艾灸养生，对于30岁以上的人尤为重要。王焘在《外台秘要》中指出：“凡人年三十以上若不灸三里，令人气上眼暗，阳气逐渐衰弱，所以三里下气也。”30岁以上的人阳气逐渐衰弱，灸足三里穴可补气壮阳，常年坚持，增强人的抵抗力，必获殊益，为此他在“十二人明堂图”中将禁灸与宜灸之穴用朱、墨标点以示区别：“其穴黑点者禁之不宜灸，朱点者灸病为良”，对腧穴黑点者为禁灸穴，朱点者为灸病良穴，以黑圈标记者为一般孔穴，并明确指出朱墨分明，“人并可览之”。这也是唐初兴起的灸疗可以预防疾病、强身保健思想的体现和发挥。如《千金方》即有新生儿刚娩出后“灸颊车以防噤”；《外台》卷六“霍乱杂灸法二十六首”载有灸法防止霍乱诸证发生，卷三十五“小儿初生将护法一十七首”记载小儿初生“当灸、粉、絮、熨之，不时治护”，均体现了王焘重视灸疗是对唐代兴起的保健灸法的继承，也是这一思想形成的根源之一。

四、葛洪灸法理论

葛洪，字稚川，自号抱朴子，世称“葛仙翁”。葛氏一生著述甚多，内容涉猎文学、历史、哲学、生物、物理、天文等多个方面。在医学方面，葛氏选辑各家著作，广泛搜求各地流传的验方，分类编成《玉函方》百卷。后为携带和使用方便，乃将其可供急救医疗、实用有效的采自民间的单方、验方及灸法另为一编，初名《肘后救卒方》，又称《肘后备急方》，简称《肘后方》，是一部以治疗急症为主的综合性医籍，对于中医药科学史的研究和中医临床的应用，都有较高的参考价值。葛氏在针灸学术方面具有三个显明的特点，详述如下。

1. 重灸轻针

《灵枢经》丰富和发展了针刺灸法学，强调针法和灸法并重，《灵枢·官能》：“针所不为，灸之所宜”，说明针法和灸法在临床治疗时可以相互补充；而葛氏在《肘后备急方》中共记载针灸方 109 条，其中灸法 99 条，非常清晰地体现了葛氏重灸轻针的学术思想。葛氏的这种思想与时代背景有密切关系，医学在魏晋南北朝得到了广泛普及，为了使人们便于掌握使用，葛氏多选用操作方便、简单易行的灸法治疗疾病。南北朝陈延之《小品方》中道出了其中原委：“夫针术须师乃行，其灸则凡人便施。为师解经者，针灸随手而行，非师所解文者，但依图详文则可灸。野间无图不解文者，但遂病所在便灸之，皆良法。”意思是说掌握针法有难度，施行针法必须由懂得针术的医生来操作，而灸法则常人亦容易掌握，可根据简单的图表，按病变所在的部位灸治，较之针法具有简便安全易行等特点。这也正与葛氏编撰《肘后备急方》的主导思想相一致。葛氏的这种重灸轻针的学术思想，也是唐朝孙思邈重灸轻针学术思想的发端。

2. 灸药并用

灸药并用是指在同一患者身上，针对某一病症同时施以灸法和药物等治疗措施，以达到防病治病的目的。灸、药各有所长，灸药并用，能取长补短，相互辅佐，从而发挥更好的临床治疗效果。灸药并用最早见于《素问·调经论》：“病在骨，焠针药熨”。《伤寒论》则首倡灸药并用的针灸学思想，如《伤寒论·辨太阳病脉证并治第六》：“气从少腹上冲心者，灸其核上各一壮，与桂枝加桂汤更加桂二两也。”而葛氏则继承和发展了仲景灸药并用的学术思想，扩大了治疗疾病范围，如“救卒中恶死方第一”曰：“救卒死而张目及舌者，灸手足两爪后十四壮了，饮以五毒诸膏散有巴豆者”；“救卒死而四支不收，矢便者，马矢一升，水三斗，煮取二斗以洗之。又取牛洞一升，温酒灌口中。洞者，稀粪也。灸心下一寸，脐上三寸，脐下四寸，各一百壮。”现代针药结合的给药途径除了口服，还有穴位注射、肌肉注射、静脉注射、透皮吸收等多种方法，治疗病种几乎涉及各系统。尽管葛氏当时灸药并用给药途径比较单纯，只是采用灸法，加以口服中药、外洗法配合治疗，但在当时已算是先进的了。

3. 隔物灸

隔物灸是指用药物将艾炷与施灸腧穴部位的皮肤隔开，进行施灸的方法。现代临床常用间隔药物很多，有姜、盐、蒜、附子饼等多种。隔物灸始于晋代，葛氏《肘后备急方》中的隔盐灸和隔蒜灸，是隔物灸的最早记载。

(1)隔盐灸。

有关盐的药用，最早见于《五十二病方》，其治法主要有口服外用，治疗的疾病比较单纯，有白癜风、伤痉、螟病等，据有关专家考证，所治疾病包括当今的癔病，也是用盐灸法的最早记载。葛氏首创隔盐灸法，“治卒霍乱诸急方第十二”曰：“又方。以盐内脐中，上灸二七壮。”即将盐填满脐中，上置艾炷以灸。现代研究表明，此法有温中散寒扶阳固脱之效，常治疗腹痛吐泻、痢疾、四肢厥冷虚脱、产后血晕等病症，隔盐灸法在临床方面至今常用。

(2)隔蒜灸。

有关大蒜的药用记载，最早见于《名医别录》：“味辛，温，有毒归五脏。”“(主)散痈肿䘌疮、除风邪、杀毒气”。葛氏除了用大蒜治疗“寒热诸疟”“卒蜈蚣蜘蛛所螫”“卒蝎所螫”等病症外，一般多外用葛氏首创的隔蒜灸法。如“治痈疽妒乳诸毒肿方第三十六”曰：“灸肿令消法，取独颗蒜横截厚一分，安肿头上，炷如梧桐子大，灸蒜上百壮，不觉消，数数灸，唯多为善，勿令大热，但觉痛即擎起蒜，蒜焦更换用新者，不用灸损皮肉。”“治卒中射工水弩毒方第六十五”曰：“又方，胡蒜，令傅以拓疮上，灸蒜上千壮，差。”“治卒中沙虱毒方第六十六”曰：“又疗沙虱毒方：以大蒜十片，着热灰中，温之令热，断蒜及热拄疮上，尽十片，复以艾灸疮上，七壮，则良。”现代研究表明，此法有解毒消肿、化结、拔毒止痛和杀虫功效，临床常用于治疗痈、疽、疮、疖、蛇蝎毒虫所伤、腹中积块、瘰疬、肺痨，近来有人主张用于治疗癌肿、流注等。

4.丰富、发展的外治法

中医外治法历史悠久，葛洪《肘后备急方》中还载有大量外治法，葛氏在继承前人经验的基础上，又有自己首创的其他外治法，如药枕疗法，“治卒耳聋诸病方第四十七”曰：“若卒得风，觉耳中恍恍者，急取盐七升，甑蒸使热，以耳枕盐上，冷复易”；“治耳为百虫杂物所入方第四十八”曰：“蚰蜒入耳，熬胡麻，以葛囊贮，枕之，虫闻香则自出。”蜡疗法，如“治卒为猘犬所咬毒方第五十四”曰：“又方，火灸蜡，以灌疮中”。

总之，葛氏在针灸学方面重视灸法，首创隔物灸法，并倡导灸药并用的治疗原则，丰富和发展了中医的许多外治方法，为针灸学的发展作出了巨大贡献。

五、汪机灸法理论

汪机(1463—1539)，字省之，明代徽州祁门人(今安徽省祁门县人)，号“石山居士”，出生于中医世家，行医四十余载，与缪希雍、陈大可、张颐并称为明代四大名医。《针灸问对》是汪机对《灵枢》、《素问》和各家针灸医著进行条分缕析，以问对形式阐述针灸问题的著作。此书成书于嘉靖十一年(1530 年)，分为三卷，其中下卷着重于对灸法的阐述。

汪机在《针灸问对》中论述了灸法的两个禁忌——热证不可灸及无病不可灸。下面对汪机的两个“不可灸”观作一解析探讨。

1. 热证不可灸

汪机认为灸法的适应证型是寒证、阳绝、阳陷，其他情况下“皆不可灸”，原因是“恐致逆也”。《针灸问对》多处引《伤寒论》中关于火逆的论述，解释热证忌灸的原因：“脉浮，宜以汗解，用火灸之，邪无从出，因火而盛，病从腰以下，必重而痹，名火逆也。”“微数之脉，慎不可灸，因火为邪，则为烦逆”。汪机热证忌灸的思想来源于《伤寒论》的火逆之说，火逆是指用火法(包括灸法)后所出现的一些变证，《伤寒论》中描述变证的相关条文还有：“邪风被火热，血气流溢，失其常度，两阳相熏灼，其身发黄”(111 条)；“太阳病，以火熏之，不得汗，其人必躁”(114 条)；“脉浮，热甚，而反灸之，此为实。实以虚治，因火而动，必咽燥、吐血”（115条）。古代的医疗条件较差，加之外感热病具有病势急、传变快的特点，容易出现黄疸、意识障碍、出血等表现，在治疗这类疾病的过程中使用灸法，出现了“变证”，可能就会责之于艾灸，并且彼时火法盛行，甚至达到了滥用的地步，《伤寒论》中多处描述火法引起的变证，反复强调火逆变证，实际上是突出对顾护津液的重视程度，并不能全然归咎于灸法或者其他火法。此后，汪机以及许多其他医家都受《伤寒论》影响，反对热病用灸，如张介宾《类经图翼》曰：“其有脉数、躁烦、口干、咽痛、面赤、火盛、阴虚内热等证，俱不宜灸，反以助火，不当灸而灸之，灾害立至矣”。

鉴于古代认识水平和医疗技术的局限性，事实上包括汪机在内的大多数古代医家对灸法的作用及适应证型的理解主要并且只能基于艾叶作为药物所具有的药性特点来思考，因而用以解释热证用灸的原理也难免偏于牵强，缺乏说服力。基础研究的缺乏使得许多医家无法接受热证用灸的事实，从而很大程度上限制了灸法的应用和发展。幸而现代研究已经揭示，艾灸可以通过其微创效应激动皮肤多觉型感受器，抑制组织原性炎性介质，减少炎性细胞因子的释放，改善毛细血管痉挛状态，增强氧自由基清除能力，诱导 IL－2 产生，提高红细胞受体花环量，降低胸腺细胞凋亡率，上调单胺类递质，降低 NO 水平等，发挥抗炎、调节免疫等作用治疗热性疾病。热证可灸已经成为针灸学术界的共识，然而热证可灸并不代表热证宜灸、贵灸，也并不意味着灸法可以应用于所有的热证、热证中的所有阶段。即使极力倡导热证贵灸的近代灸法大家周嵋声先生也在其灸法专著中提到“热证宜灸，并非说对任何类型的高热均为唯一的治疗手段”。那么作用于热证的哪一个阶段才能充分发挥灸法的作用？这就要从灸法的作用特点出发，将注意力集中于总结探索灸法的适应病理环节、病理状态。在此基础上，通过灸穴、灸量、灸技的优化和整合配对，最大程度地发挥灸法的作用，然而目前大多数研究仍注重于对热证可灸的机制探讨，缺乏灸法对热证适应病理环节的筛选，施灸方法、灸量及灸效在热证用灸中的分析以及灸法与其他医疗手段治疗热证的对照研究。研究热证用灸是为了更好地发挥灸法的作用，明理致用，灸法不是万能的，只有充分理解了灸法的作用机制和作用特点，才能对针灸调虚实、处百病的概念理解得更深刻，那么将灸法用于寒热虚实之证才能拥有更具体化的意义，在面对现代社会层出不穷、变化多端、不断扩大的疾病种类时，方能秉承“有所为，有所不为”的原则，充分发挥灸法的优势，得其所宜。

2.无病不可灸

《针灸问对》载民谚如“无病而灸，如破船添钉”；“若要安，膏肓、三里不要干”，可见，无病施灸在民间得到广泛的认可，但汪机独不以为然，认为“一穴受灸，则一处肌肉为之坚硬，果如船之有钉。血气到此，则血气涩滞不能行矣”。究其原因，大抵有二，分而述之。

(1)不忍灸治之痛。

汪机反对无病而灸是有一定的原因的。古代的保健灸主要指的是直接灸法中的瘢痕灸。晋代《小品方》载:"黄帝曰:灸不三分,是谓徒冤。解曰:此为作炷欲令根下广三分为适也。减为不覆孔穴上,不中经脉,火气则不能远达"。《黄帝明堂灸经》曰:"凡下火点灸,欲令艾炷根下赤辉广三分,若不三分,孔穴不中,不合得经络。"这些论述体现了古代医家对大艾炷及大的艾炷底面积的重视程度。这种大艾炷带来强灸量、大创面的同时,也引起了较大的痛苦。如《备急灸法》中所言:"要之富贵骄奢之人,动辄惧痛,闻说火艾,嗔怒叱去"。这种疼痛的程度甚至到了需要使用麻醉剂的程度。《扁鹊心书》载:"人难忍艾火灸痛,服此(睡圣散)即昏睡,不知痛,亦不伤人"。鉴于此,汪机在临证施灸中强调"微热,勿令破肉"。汪机不仅顾惜无病之人施灸后皮肤肌肉之痛且损,而且即使在治疗患有疮疡的病者时,也多有顾念,在其临床实践中,大多采用隔物灸代替直接灸治疗外科病症以减轻灸处疼痛。因此,与其说汪机是反对保健灸,不如说是反对用做保健灸时,灸炷过大、灸壮过多带来的极难忍受的疼痛及较大范围的穴处皮肤肌肉的伤害。

(2)忌惮瘢痕阻滞。

汪机极力反对无病用灸的另一个重要原因是在临证中听说或是注意到"一医为针临泣,将欲接气过其病所,才至灸瘢,比而不行"这一现象。《内经》云:"刺之要,气至而有效",在十分注重针感的古代，出现了经气阻滞现象，加之阻滞点位于灸瘢附近，自然会产生是因为灸瘢的原因导致经气断而不能续的认识，那么在医疗手段并不丰富的明代，“或有急症，欲通其气，则无及矣”，因此呼吁“邪客经络，为其所苦，灸之不得已也。无病而灸，何益于事”。瘢痕灸的历史悠久，为什么汪机在这个时候提出灸瘢阻滞经气的现象呢？这可能就要提到瘢痕灸的发展状况。瘢痕灸起源于人类掌握火的应用之后，盛于唐代，及至南宋末叶，已有难忍灼烙之苦而拒绝施灸者，迨至元明之时，瘢痕灸的地位已不若针法，出现的各种艾卷灸法也因少痛而效的特点渐渐成为艾灸疗法中的主流，同时艾灸疗法也已呈现出衰落之象，到了清代，更是重药轻灸，至清朝道光年间，太医院甚至取消了针灸科。汪机处于明代中后期，考其医著，观其医案，治病疗疾也多以汤液为主，针灸为辅。因此汪机对无病施灸的反对，实际上也是灸法在明代衰落迹象的体现。

瘢痕灸产生的不可忍受的灼痛、水疱、脓液甚至瘢痕，都是直接灸法衰落的主要原因。然而其他灸法在避免了这些所谓“缺点”的同时，也抹杀了其独特的作用效果。瘢痕灸在施灸处皮肤造成了持续的无菌性炎症过程，同时灸疮作为长期存在的刺激源能够发挥长效作用，这种作用不但包括在特定时期内针对某种传染病产生的特异性预防作用，而且还能持久地调动人体多种非特异性抗病能力，因此瘢痕灸防病保健的作用十分突出。如何保留瘢痕灸的优势的同时，减轻灸治时的痛苦、减少皮肉伤害呢？有鉴于此，有人将瘢痕灸法进行了改良，考虑古代常用的上尖下圆的圆锥形艾炷的底面积较大，造成较大范围的皮肤肌肉损伤，因此采用小艾炷，并将小艾炷的底部搓尖，用薄油膏以利黏附，达到使温热刺激集中的同时最大程度地减少灼痛感及对皮肉的损伤；在灸材上选用淡黄色的陈年艾绒，使其燃烧缓和而舒适；同时注重操作技巧——首次施用瘢痕灸时，待稍觉灼痛，立即按灭，且艾炷遵循由小到大、壮数由少到多的原则，循序渐进，以耐受为度，壮数常以 7～9 壮为数。受灸者初期没有难以忍受的痛苦，甚至有舒适感而“痛快”。用这种改良的瘢痕灸造成的灸瘢很小，艾绒携带方便，产生烟雾少，操作时间短，易于接受，容易坚持，长期施灸具有良好的防病保健作用。然而即使接触面积再小，也会留下瘢痕，这对于很多人尤其是青年女性来说仍然较难接受，如何能在取得相同甚至更好治疗作用的同时完全不留瘢？或者是否能够创新其他灸法替代麦粒灸？这些将成为未来需要探索的方向。

总之，由于时代和认识的限制，汪机对于灸法的理解的确有其局限性，但是他治学严谨，注重脉证合参，集思广益，大量搜集针灸书籍，勇于提出独到的见解，对针灸的理论和实践都有较大的贡献。正是因为汪机等历代先贤带着提出问题时的困惑、面对问题的勇气及解决问题的智慧，促进了灸法的不断改良和发展。因此归纳整理古代艾灸方法和经验，利用现代的科学技术方法，继而深入寻找艾灸的作用机制和规律，不断创新和发展灸法，对传承和发展灸法的理论实践具有尤为重要的意义。

第二节　传统特色灸法

传统特色灸法包括瘢痕灸、太乙针、雷火针、四花灸法、骑竹马灸法等。

一、瘢痕灸

瘢痕灸又称“化脓灸”，施灸前应选择适宜体位，要注意体位的平整舒适，然后用大蒜汁涂敷施灸穴位后，放置艾炷施灸。每炷必须燃尽方可继续加炷施灸，一般灸5～10壮，每灸1壮需涂蒜汁一次。施灸中若疼痛剧烈，可在施灸部位周围用力拍打，或者施灸前在穴位局部注射利多卡因等局麻药物，以缓解灼痛。施灸后，局部可呈黑痂状，周围有红晕，继而起水疱，约1周左右皮肤溃烂，出现无菌性化脓，脓液呈白色，为灸疮。可在局部涂玉红膏、烧伤膏等，保持局部清洁并擦药。5～6周后，灸疮结痂后脱落，留有永久性瘢痕。

因本法施灸时疼痛较剧，灸后产生化脓并留有永久性瘢痕，所以灸前必须征得患者的同意。本法古代盛行，而现代多用于一些疑难病症，如哮喘、慢性胃肠病、风湿病、关节病等，有较好的临床疗效，但因皮肤遗留有瘢痕不易被患者接受，故现代应用较少。另外，大血管部位及糖尿病、肝肾功能不全患者不宜用此法。

二、太乙针

太乙针也称太乙神针灸，为古代医家在传统清艾条基础上改进而成，最早见于明·朱权《寿域神方》。把纯净细软的艾绒 150 克平铺在 40 厘米见方的桑皮纸上，将人参 125 克、穿山甲 250 克、山羊血 90 克、千年健 500 克、钻地风 300 克、肉桂 500 克、小茴香 500 克、苍术 500 克、甘草 1000 克、防风 2000 克、麝香少许，共为细末，取药末 24 克掺入艾绒内，紧卷成爆竹状，外用鸡蛋清封固，阴干后备用。

施灸时，将太乙针的一端烧着，用布 7 层包裹其烧着的一端，立即紧按于应灸的腧穴或患处，进行灸熨，针冷则再燃再熨。如此反复灸熨 7～10 次为度。此法治疗风寒湿痹、肢体顽麻、痿弱无力、半身不遂等均有效。

三、雷火针

雷火针灸的制作方法与太乙针灸相同，惟药物处方有异，方用纯净细软的艾绒 125 克，沉香、乳香、羌活、干姜、穿山甲各 9 克，麝香少许，共为细末。

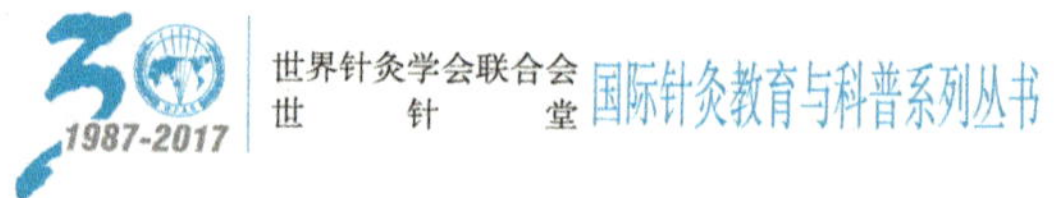

施灸方法与太乙针灸相同，其适应证《针灸大成·雷火针法》载："治闪挫诸骨间痛，及寒湿气痛而畏刺者。"临床上除治上症外，大体与"太乙针灸"主治相同。

四、四花灸法

四花灸法载于唐·王焘《外台秘要》。用绳量度，在背部取左右膈俞、胆俞共四穴，称为"四花"，四个穴位同时点燃艾炷直接灸，犹如四朵火花，故命名"四花灸法"。四花灸法具有温经通络，活血祛瘀，补益气血，健脾补肾，除痰止喘等功效。《针灸大成》中载有崔知悌运用此法治疗男妇五劳七伤，气虚血弱，骨蒸潮热，咳嗽痰喘，危羸痛疾病症。

五、骑竹马灸法

"骑竹马"灸法是一种特定腧穴的灸法，施灸时令患者骑在竹竿上，两脚悬空不要着地，在两个膈俞穴上艾灸。此方法首先见于南宋《卫生宝鉴》，之后载于《备急灸法》和《外科精要》中。在古代用于治疗痈疽、发背等病症。

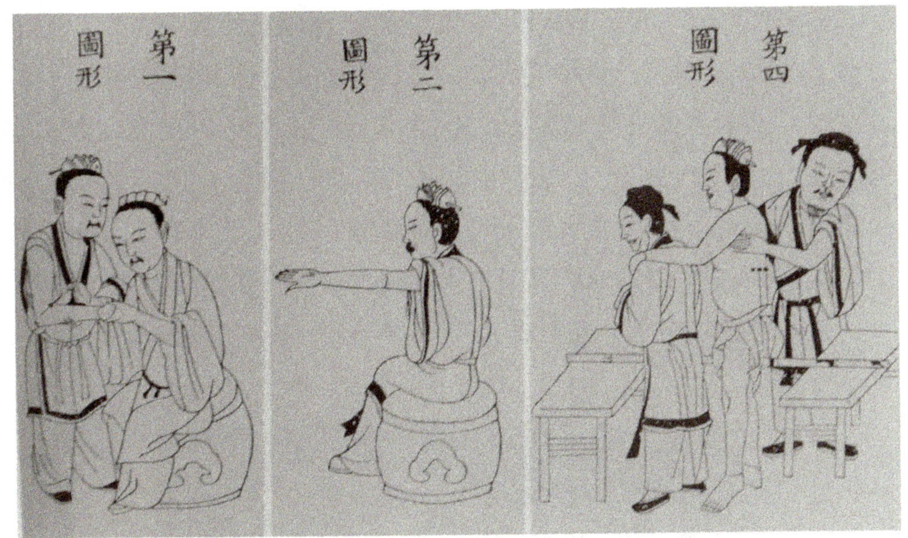

骑竹马灸

六、长蛇灸

长蛇灸法，又称铺灸、蒜泥铺灸，因其在施灸时必须沿脊柱铺敷药物，形如长蛇，故得名。长蛇灸是目前灸疗中施灸范围最大、一次灸疗时间最长的灸法。这种灸法，对肺痨、强直性脊柱炎等病颇有效果。现代有医家将蒜泥用姜末代替而称为督灸。

具体操作：脊柱穴区常规消毒后，涂上蒜汁，在脊柱正中线上再铺以 5 cm 宽、2.5 cm 高的蒜泥 1 条，周边用棉皮纸封固，蒜泥条上铺 3 cm 宽、2.5 cm 高的艾绒，下宽上尖，形成截面为等腰三角形的长蛇形艾炷。然后，点燃艾炷头、身、尾 3 点，让其自然烧灼。待艾炷燃尽后，再铺上艾绒复灸，灸 2～3 壮，直到患者自觉口鼻中有蒜味。灸毕，移去蒜泥，用湿热纱布轻轻揩干穴区皮肤。灸后皮肤出现深色潮红，让其自然出水疱，嘱患者不可自行弄破，须严防感染。至第 3 日，用消毒针具引出水疱液，覆盖一层消毒纱布。隔日 1 次涂以龙胆紫药水，直至结痂脱落愈合，一般不留瘢痕。灸后调养 1 个月。

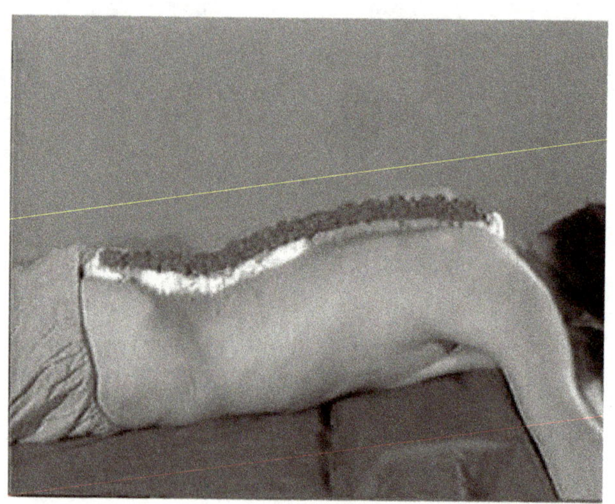

长蛇灸

第十一章　灸法的现代研究进展

第一节　艾灸的作用机理

自20世纪50年代以来众多学者已在艾灸的临床和实验研究上做了大量的工作，目前对灸法的作用机理已有一定程度的认识。现代研究认为温灸对人体具有生物物理学作用，表现为产热辐射，增加生物电流，激发机体能量等。目前对灸法机制的认识大概有以下几点：

(1)认为红外线的温热刺激是治病的关键因素；

(2)认为在艾灸温热作用下机体免疫系统的功能得到激活和加强，发挥其治疗作用；

(3)认为艾灸使机体产生了非特异性的应激反应而达到了治疗目的；

(4)艾叶燃烧时产生的芳香气味通过呼吸系统作用于机体，而产生通经活络、醒脑安神的作用。

灸法是通过多系统多途径发挥综合作用，免疫系统、神经系统、内分泌系统等都是灸疗产生广泛作用的基础，但对三者组成的调控网络之间的复杂关系，尚缺乏系统的深入研究。以下通过艾灸的物理机制和对人体的作用机制来阐述。

一、艾灸的生物物理机制

1. 艾灸疗法的物理基础

艾灸疗法是一种热辐射反应，其实质是温热刺激的结果，通过刺激皮肤感受器，进而影响组织细胞的生化代谢及神经系统的功能。

经实验测定，艾绒在燃烧时的辐射能谱不仅具有远红外辐射，而且还具有近红外辐射。根据观察发现，在艾条能谱中近红外辐射占主要成分，近红外线能穿入较深的人体组织，使组织器官的代谢和产热得到加强，而且还产生明显的光电作用和光化作用。因此，艾灸在燃烧过程中辐射出的近红外线可以激励人体穴位内生物大分子的氢键，产生受激相干谐振吸收效应，通过神经-体液系统传递人体细胞所需的能量。

2. 艾灸与人体

(1)人体既是一个远红外辐射源，同时又是一个良好的红外线吸收体。任何物体只要其温度不为绝对零度，都在不断发出红外辐射，同样人体也不断地辐射和吸收红外线，进行着辐射代谢；人体的辐射代谢将保持机体与外界环境的平衡，维护人体内各系统器官的正常功能。红外线照射到人体体表后，一部分被反射，另外一部分被皮肤吸收。一般远红外线能直接作用于人体的较浅部位，靠传导而散发热量；而近红外线可直接渗透到人体的较深部位，它的穿透深度为 10 mm 以内，其通过毛细血管网将热传递到更广泛更深的部位，并为人体组织所吸收，从而进一步调整机体的免疫和神经功能。应用红外线治疗慢性感染性炎症，可增强细胞吞噬功能，引起主动脉充血，改善血液循环，降低神经兴奋性，具有镇痛作用。同时，还可以改善组织营养，消除肉芽水肿，减少烧伤创面的渗出物，消除扭、挫伤而引起的肿胀，促进瘢痕软化等。

(2)艾灸的近红外辐射为机体细胞活动提供了必要的能量。三磷酸腺苷(ATP)为人体细胞提供能源。经实验表明：经穴中的线粒体比非经穴的细胞中的线粒体要多。可以假设经络是含线粒体、ATP 较多的细胞组成的轨迹，而腧穴是由线粒体较多的细胞所组成的点。ATP 是提供能量的质，当人体经穴受到近红外线照射后，细胞内的线粒体、ATP 受到激发，产生大量能量，使生物电流增大形成电位差，从而激发其他细胞能量。艾灸时的红外线辐射既可为机体细胞的代谢或免疫功能提供必要的能量，也为能量缺乏的病态细胞提供活化能。

(3)艾灸所发放的近红外光量子能为机体所控制。人是一个很复杂的超巨系统，可组成人体基本物质的有蛋白质、核酸糖、脂类、维生素、激素、水和无机盐等。在人体内新陈代谢中它们按一定的要求有机组合依次逐步形成生物分子、细胞结构、组织和器官，最后在神经体液的沟通和联系作用下形成一个有生命的整体。一旦物质代谢失控引起细胞结构与功能的改变或失常就表现为疾病。

二、灸法对机体各系统作用机制的实验研究

有关灸法的实验研究，近年来国内外学者运用生理学、生物化学、微生物学、免疫学、核医学、分子生物学等方法探讨艾灸穴位对机体的影响和治病机制，积累了大量的资料，主要包括以下几方面。

1. 对呼吸系统的影响

艾灸可以调整生理功能，使通气量、肺活量、耗氧量增加，对病理呼吸功能的调整能使气道阻力下降，故对支气管炎、支气管哮喘有较好的疗效。

2. 对循环系统的影响

研究发现，血管对艾灸的反应多数表现为舒血管反应。对冠心病心绞痛患者施灸后，患者微血管扩张，血细胞聚集减轻，微血管中畅流范围扩大，聚集团块变小或消失；血流加快，出血减轻，视野清晰度也得到改善。还有实验表明，灸太阳穴显著影响血管功能。

有人在温和灸双侧人迎穴治疗缺血性脑血管病的过程中，发现患者数日后脑血流量均有明显改善。

对老年人进行清艾条温和灸神阙穴和双侧足三里穴，检测观察

发现灸后血清载脂蛋白有明显变化。这对调整老年人的脂肪代谢，防止老年性血脂升高导致的动脉硬化、冠心病等血管疾病有重要意义。此外，灸神阙穴能降低高脂血症中老年患者的血清总胆固醇(TC)水平。

通过上述艾灸方式可以起到保护血管内皮细胞损伤，降低动脉粥样硬化指数和延缓衰老的目的。

3. 对消化系统的影响

灸法可影响胃的运动功能，有报道灸脾俞和足三里可引起胃收缩增强，灸曲池则使胃的蠕动减缓，艾灸足三里可改善胃黏膜血液循环，促进胃溃疡患者的恢复。

艾灸足三里穴对脾虚患者胃电影响十分明显。实验研究表明，正常人的胃电波幅较脾虚患者高，艾条间接灸、艾炷直接灸均可提高脾虚患者的胃电波幅，但直接灸疗效明显优于艾条灸。

4. 对生殖系统的影响

据报道，针刺大赫、曲骨、三阴交，隔姜灸关元、中极或针八髎、肾俞，灸肾俞、命门，治疗男子精子减少、活力减弱、形态异常等不育患者 32 例，治愈 28 例，痊愈率达 82.1%。

艾灸至阴穴可使子宫活动增强，矫治异常胎位，对部分胎位不正孕妇进行艾灸前、后多项生理指标和内分泌功能综合观察，发现艾灸过程中皮肤血管持续舒张，表现为血管容积、脉搏波幅增大，指端皮肤温度上升，心率、血压基本正常。

5. 对内分泌系统的影响

温灸神阙和双侧足三里，可使老年男性血浆中睾酮上升，女性睾酮下降，男性、女性血浆雌二醇均呈显著上升，可提高性激素水平。

有报道用隔附子饼灸治桥本甲状腺炎，交替取膻中、中脘、关元及大椎、肾俞、命门两组穴位灸治 50 次后，T3、T4 升高，促甲状腺激素 TSH 降低，甲状腺摄^{131}I 率总体上虽无变化，但低于正常的患者有所提高。甲状腺抗体结合率的测定显示艾灸治疗后血清甲状腺球蛋白抗体(TGA)结合率、甲状腺微粒抗体(MCA)结合率均下降，证明艾灸不仅能改善甲状腺功能，而且具有调节机体免疫功能的作用，从而根本上治疗该病。

6. 对神经系统的影响

神经遇到刺激就会兴奋，刺激过度则引起疲劳而产生抑制。巧妙地运用这种性质进行灸治，可以使功能低下、衰弱或麻痹的神经兴奋起来，或使由于过敏而引起疼痛、痉挛的神经镇静下来。基于这种机制，艾灸不仅对神经痛、风湿痛、头痛、胃痉挛之类治疗卓有成效，而且对于神经麻痹、脑出血引起的半身不遂以及小儿麻痹等也都有效。又如，当内脏发生病变时，作为内脏的皮肤反射经络或穴位上往往出现特有的硬结带和压痛，这时在该处施灸，可以立即使该硬结、压痛减轻或消失。

7. 抗炎作用

大量实验表明温灸对于局部感染的炎症有治疗作用。艾灸治疗患者局部感染，针刺百会穴，每日 2 次、每次 5 分钟后，用艾条对感染病灶及百会穴采用雀啄灸法，每日 2 次，每次 20 分钟。3 日后观察，病灶渗出物减少，病灶缩小，7 日后痊愈；而对照组无明显好转。该实验说明艾灸能抑制整个炎症反应过程，还能使炎症消散、破损灶恢复，其作用机制有以下几点。

(1)灸法改善炎症灶局部血液循环。实验证明，通过艾灸的温热刺激，可使炎症灶局部血管扩张，血流加速，循环加快，从而改善组织营养，促使炎性渗出物吸收与消散，加速炎性化学介质的清除，从而促进炎症病灶的痊愈。

(2)灸法影响炎症灶渗出过程。实验证明温灸有抑制炎症灶血管通透性，减少炎性渗出液的作用。

(3)灸法可增强机体免疫功能。灸法有促进机体细胞免疫和体液免疫的功能，从而加速炎症的恢复。

(4)灸法抑菌或促使细菌溶解。

8. 降压作用

有人在艾灸治疗早期高血压病时，观察到艾灸足三里穴手指容积曲线初期表现出显著波动，对各种刺激反应敏感，多次艾灸后曲线逐渐平稳，出现零线，同时在实验过程中受试者血压也不再上升。

9. 抗休克作用

灸法可用于休克患者的救治，有人对 30 例休克患者施灸关元穴前后的血压、指温进行观察，结果表明本法不仅有升压作用，而且对周围组织毛细血管血流灌流不足有改善作用，温灸抗休克的主要机制如下。

(1)升压作用。许多动物实验和临床观测表明，艾灸关元、神阙、足三里等穴可使休克患者血压迅速升高。

(2)改善心功能，促进血液循环。

(3)增加对氧的利用。艾灸关元穴对防止缺氧不断加重和延缓休克发展有积极意义。

(4)增强机体抗病防御能力。感染性休克临床上较为常见，治疗上在纠正休克的同时要进行抗感染治疗，大量实验已证明艾灸能增加机体特异性和非特异性免疫功能。

10. 对免疫功能的影响

灸法具有显著地调节机体免疫功能的作用。

(1)灸法对非特异性免疫功能的影响。

对血细胞数量的影响：正常人或动物艾灸后，可提高白细胞数量。有人以太乙、雷火神针灸大椎、身柱、至阳、命门为主的胸腰部督脉穴，发现白细胞数目增多。隔姜灸大椎、脾俞、膈俞、胃俞、肾俞或艾灸大椎、合谷、足三里、三阴交等穴，均可使化疗所致的白细胞减少症改善。

对白细胞吞噬作用的影响：不少实验证明正常人艾灸后，白细胞吞噬功能增强，如艾灸正常人足三里、内关穴，可使白细胞对金黄色葡萄球菌、鼠疫杆菌的吞噬指数明显增高。有的可增高1～2倍，其发展趋势为：灸后30分钟开始上升，24小时达到高峰，48小时开始下降，72小时后恢复。

对巨噬细胞吞噬功能的影响：灸法可促进巨噬细胞的吞噬功能。

对体液免疫因素的影响：灸法对体液中非特异免疫物质具有调节作用，从而提高机体的免疫功能。

(2)灸法对特异性免疫功能的影响。

对细胞免疫功能的影响：灸法对特异性细胞免疫有良好的调整作用，有实验表明通过隔药饼灸中脘、气海、足三里、大肠俞、天枢、上巨虚等穴治疗肠易激综合征，可使外周血总T淋巴细胞T＋细胞数明显上升，T4＋/T8＋异常比值也得到有效的纠正。

对体液免疫功能的影响：艾灸法对机体的免疫球蛋白有影响，如艾灸大椎穴2壮，对体液免疫功能的调节作用影响效果最好。

艾灸后机体的功能发生了变化，抗病能力得到加强，从免疫角度来看，这种特殊的物质可能是“免疫激活素”具有催化剂和调解剂的特性，在施灸后这种被激活的物质不断刺激机体，活化了机体的免疫系统。灸法的作用类似于抗原，但其本身不是抗原，它是一种温热刺激，直接刺激机体，使免疫物质得以激活。从免疫抗体激活途径来看，类似于替代途径，走近路，疗效快。“免疫激活素”就其本质来说，可能是加强了球蛋白生成。因此灸法的作用机制主要是激活加强了免疫系统的功能，使其充分发挥作用，并不是在体内产生了一种新的物质，它是建立在机体原有的免疫物质基础上的，这是迄今为止的实验证明了的，所以灸法具有的防治疾病、保健强身、益寿延年的作用，应归功于“免疫激活素”。

11. 对血液凝固的影响

艾灸后血液凝固时间可以缩短，仅一次施灸 30 分钟后就可以奏效，因此可以应用于有出血倾向的疾患，如痔疮出血、鼻出血、子宫出血、咯血、胃肠出血、眼底出血等。

12. 对骨骼系统的影响

艾灸后可明显促进骨骼系统的发育。由于摄取蔗糖引起的酸中毒性骨病变得到防治，带来碱性变化，同时，管状骨的长径显著增加，既防治骨病，又促进骨骼的正常发育，从而得到良好的体格，特别是对幼年、少年期患者更是如此。

13. 对体液的影响

艾灸后血液的酸中毒得到改变，使体液的性质正常化，从而促使身体功能得到改善。

14. 对疲劳曲线的影响

艾灸可以减轻肌肉疲劳，同时对不疲劳的肌肉进行灸治，观察发现灸治后的疲劳肌肉恢复速度明显优于自然恢复速度，可见灸治对于疲劳的防止和疲劳的恢复都是很有效的。

15. 对肾功能的影响

艾灸具有利尿作用，有研究证实艾灸后可使尿量增加 20～200 ml，对慢性肾炎等可逐步增加尿量，减少蛋白尿，可见施灸对肾功能的恢复是有效的。

16. 组织毒素和蛋白体疗法

日本学者研究发现，由于施灸是一种小火伤，这种火伤所产生的蛋白质分解产物（皮肤是由蛋白质组成的）可直接从皮肤进入体内，在身体组织中产生一种叫组织毒素的物质，这种物质可起治疗作用，说明艾灸可与经常连续注射组织毒素达到同样效果。

17. 调整各种分泌腺的功能

体内各种分泌腺发生疾病时，艾灸可以起到调整作用，纠正其过与不足之处。如慢性胃肠病患者往往是胃肠消化液不足，艾灸可以促进消化液的分泌，使消化功能好转，而对于胃酸过多症患者则可适当地加以抑制，对于唾液腺、胆汁也起到同样的调节作用。

此外，对于肾上腺、睾丸、卵巢、甲状腺、胰腺等内分泌腺分泌的激素也可以起调节作用。如灸治对糖尿病疗效卓著，就是可使胰腺功能转好的明证。施灸治愈更年期症状、不孕症、月经不调的事例，可以想见灸疗起作用于睾丸、卵巢，使性激素的分泌增加。

18. 保健和延缓衰老作用

保健灸自古以来便为人们所应用，中医学认为，保健灸的主要作用是调和阴阳，扶正祛邪，现代医学认为机体的衰老是由于一些器官系统逐渐出现不同程度的功能减退及退行性变化，中枢神经系统功能的减退、内分泌器官的萎缩为衰老的主要原因。近年来，对温灸穴位延缓衰老的研究逐渐增多，国内外对艾灸的保健和延缓衰老的作用已有很多报道。

有人温和灸神阙和双足三里，发现老年男性血浆睾酮上升，女性睾酮下降，男性、女性雌二醇均显著上升，可提高性激素水平以延缓衰老。同时有实验表明，艾灸还可提高垂体肾上腺皮质系统的功能，以纠正内分泌紊乱而延缓内分泌功能的衰退。衰老时特异性抗体、补体均降低，而大量实验表明艾灸可使 IgG、IgA 含量升高，补体上升，提高和增强 T 细胞的免疫反应，从而使下降的免疫功能得到改善。

艾条温和灸足三里(双)、神阙，发现可提高中老年人超氧化物岐化酶(SOD)活性，降低丙二醛(MDA)含量，调节自由基的静态平衡，而达到健体防衰的目的。国内外研究表明，人体内多种微量元素随年龄增高而呈下降趋势，但对长寿老人调查发现，长寿老人血液中对人体有益的微量元素含量普遍高于普通人。又如，艾灸足三里又使老年患者头发中锌含量在治疗后大幅升高，铜含量则呈一定程度下降。同时研究表明，血铜含量增高可增加发生动脉硬化和冠心病的几率，又会增加体内的自由基而加速人体衰老，因而艾灸可延缓衰老。有研究发现艾灸神阙和足三里可以明显改善老年及老年前期者的全血黏度、全血还原黏度、血沉、血沉方程K值、红细胞聚集指数等血液流变学性质，这对改善微循环功能、延缓衰老有重要意义。

通过对老年人用清艾条温和灸神阙、足三里穴，发现灸后血清载脂蛋白有明显变化，说明艾灸对老年人脂代谢有调整作用。

另有研究表明，艾灸神阙能降低血脂水平及高脂血症中老年患者的粥样化指数。此外艾灸还可以增强皮质细胞的活动能力，促进细胞内各种酶的代谢恢复平衡，逐步稳定细胞内环境，降低血液尿素氮、肌酐含量，从而起到保健和延缓衰老的作用。

第二节　热敏灸

热敏灸又称热敏悬灸，全称“腧穴热敏化艾灸新疗法”，是江西省中医院陈日新教授临床18年的科研成果。

热敏灸理论认为：人体在疾病状态下，相关腧穴对艾热异常敏感，产生一个非局部和/或非表面的热感，甚至非热感(其他非相关腧穴对艾热仅产生局部和表面的热感)，研究者称这种现象为腧穴热敏化现象，这些已热敏化的腧穴称为热敏化腧穴。热敏化腧穴对艾热的反应表现为透热、扩热、传热和非热觉，平均出现几率为70%，这说明上述现象的出现不是偶然的，有其内在的必然性。

透热是热敏化腧穴的一个主要特征。所谓透热就是当艾热靠近这个已热敏化的腧穴时，患者可以感觉到艾热通过体表渗透进入到皮下深部组织，甚至进入胸腹腔脏器，而在施灸部位，患者感到表面不(微)热深部甚热，透热现象出现几率为 60%左右。扩热也是热敏化腧穴的一个主要特征。所谓扩热就是当艾热靠近这个已热敏化的腧穴时，患者可以感觉到灸热以施灸点为中心向周围片状扩散，扩热现象出现几率为 80%左右。传热则是热敏化腧穴的另一个主要特征。所谓传热即艾灸热敏化腧穴时，患者感觉一股热流沿着某一方向传导，甚至感到施灸部位不热或微热而远离施灸部位甚热，传热现象出现几率为 70%左右。非热觉是热敏化腧穴的一个奇异特征。所谓非热觉即施灸(悬灸)部位或远离施灸部位产生酸、胀、压、重、痛、麻、冷等非热感觉，独立出现几率约 10%，相兼出现几率约 60%。下面将分别介绍腧穴热敏化的规律及其在临床上的应用。

一、腧穴热敏化的规律

1. 腧穴热敏化的出现率

普查健康人群的实验结果显示，腧穴热敏化出现率约 10%，而对风湿性关节炎、骨性关节炎、软组织损伤、肌筋膜疼痛综合征、颈椎病、腰椎间盘突出症、感冒、面瘫、面肌痉挛、三叉神经痛、胃动力障碍、肠激惹综合征、男性性功能障碍、月经不调、痛经、盆腔炎、慢性支气管炎、支气管哮喘、中风、过敏性鼻炎等 20 种疾病进行艾灸腧穴观察，腧穴热敏化的出现率平均可达 70%左右。寒证、湿证、痹证、虚证中出现较多，急性病和慢性病均可出现。疾病痊愈后，腧穴热敏化出现率下降至10%左右。

2. 热敏化腧穴与经穴定位的关系

腧穴热敏化作为一种疾病的病理反应，出现的部位与经穴定位不完全符合，但它可以经穴为参照坐标系来定位。以30例背肌筋膜疼痛综合征患者为研究对象，在患者体表共查找出热敏化腧穴121个，与经穴定位的重合率为48.76%。热敏化腧穴具有时变特性，即随着时间的变化其部位和强度也发生变化。对热敏化腧穴进行艾灸治疗能明显提高临床疗效。

3. 腧穴热敏化的分布

腧穴热敏化有其自身的分布规律，研究腧穴热敏化的分布规律对于临床推广热敏化腧穴疗法及阐述其产生机制有重要意义。通过对上述20种疾病研究其腧穴热敏化的分布规律，初步掌握了这些疾病的腧穴热敏化分布部位，如面瘫在翳风，感冒在风府和上印堂，盆腔疾病在三阴交，便秘在次髎，眼科疾病在耳垂区耳穴等。

4. 腧穴热敏化与灸性感传

针刺疗法的精髓与灵魂即《灵枢·九针十二原》所训："刺之要，气至而有效"，即激发感传，气至病所。古代医家已把激发感传、促进气至病所作为提高针灸疗效的一种积极手段。《三国志》在描述东汉名医华佗行针治病时说："下针言，当引某许，若至语人，病者言，已到，应便拔针，病亦行差"，就是对感传与针刺疗效关系的生动描述。《针灸大成》中所说的“有病道远者必先使气直到病所”，强调行针治病时务必使气直到病所。近30年来，我国学者的研究结果已经表明，感传活动是人体经气运行的表现，是人体内源性调节功能被激活的标志。针刺疗效与感传显著程度密切相关，感传愈显著，针刺疗效也愈好。

采用激发感传、促进气至病所的方法治疗一些现代医学棘手的病症，已收到意想不到的效果。但长期以来，灸疗学仅强调要求施灸过程中的腧穴产生局部的热感和皮肤的红晕，并不强调艾灸治疗过程中产生感传活动。艾灸穴位能不能像针刺一样发动感传，气至病所？灸之要，是不是也要求气至而有效，乃至特效、高效、速效和长效？如果能，如果是，这就意味着艾灸的疗效大有发掘之潜能！通过对540例患者(周围性面瘫43例、三叉神经痛38例、颈椎病40例、腰椎间盘突出症44例、骨性膝关节炎38例、肌筋膜疼痛综合征46例、支气管哮喘40例、慢性支气管炎39例、非溃疡性消化不良31例、功能性便秘38例、肠易激综合征26例、排卵障碍性不孕42例、痛经43例、勃起功能障碍32例)进行艾灸热敏化腧穴激发灸性感传现象的观察，结果表明，艾灸热敏化腧穴极易激发循经感传，出现率达95%。因此，热敏化腧穴是灸疗的最佳选穴，灸之要，仍然遵循“气至而有效”的针刺疗法古训。

二、腧穴热敏化的临床操作技术

在以上腧穴热敏化新规律认识的基础上，陈日新教授创立了腧穴热敏化新灸法，即开通经络艾灸疗法。该项新灸法的操作技术关键有四点。

1. 调定灸态

灸态就是艾灸时的状态，它包括环境、患者和医生3方面因素，概括来说就是静、松、匀、守4个字。

(1)静：指环境安静，心神安静。使用开通经络艾灸疗法时，必须保证环境安静，而且，患者和医生都必须保持心神的安定宁静。只有在这种环境下，才能最大限度地激发灸性感传。

(2)松：指患者肌肉的放松。患者放松肌肉，使机体处于最自然的状态，有利于配合医生的治疗，能更加有效地接受艾灸刺激，从而有利于激发经络感传。

(3)匀：指患者呼吸匀而慢。均匀的呼吸有利于调整机体内环境，有利于增加机体反应的敏感性。

(4)守：指意守施灸点。这包括两个方面：一是指患者集中注意力体会施灸点的感觉，二是指医者必须将艾条固定在热敏化腧穴上施灸。

2. 确定灸位

灸位是指艾灸施术部位，是开通经络艾灸疗法技术的关键。机体在疾病状态下，其相关体表部位的腧穴会发生热敏化，热敏化腧穴是开通经络艾灸疗法的最佳施灸部位。

3. 选择灸法

艾灸疗法经过几千年的发展，其方法有多种，艾条悬灸法是开通经络艾灸疗法的最佳灸法，运用这种灸法能充分激发经气运行，从而达到开通经络的目的。

4. 控制灸量

灸量即艾灸的每次有效作用剂量。在开通经络艾灸疗法中，控制灸量也是一个技术关键。由于机体的疾病状态不同和个体差异，每个患者所需的艾灸剂量都不尽相同。通过临床研究，陈教授认为艾灸一次所需的最佳剂量是以完成灸性感传所需时间为度。因此，医者必须充分保持耐心，施足灸量，以达到最佳治疗效果。

三、腧穴热敏化灸法的临床疗效

近 10 年临床研究结果表明，采用经络艾灸疗法对下列病症确能明显提高疗效：风湿性关节炎、骨性关节炎、软组织损伤、肌筋膜疼痛综合征、颈椎病、腰椎间盘突出症、感冒、面瘫、面肌痉挛、三叉神经痛、胃动力障碍、肠激惹综合征、男性性功能障碍、月经不调、痛经、盆腔炎、慢性支气管炎、支气管哮喘、中风、过敏性鼻炎等。

综上所述，腧穴热敏化灸疗理论由以下 3 条规律组成：

(1)人体腧穴存在静息态与敏化态两种状态，敏化态的腧穴对外界相关刺激呈现“小刺激大反应”。

(2)穴敏化的类型多种多样，而腧穴热敏化是一种新类型；腧穴热敏化的特征是：当受到艾热刺激时呈现透热、扩热、传热、局部不热或微热而远部热和表面不热深部热、非热觉等现象。

(3)热敏化腧穴是灸疗的最佳选穴，艾灸热敏化腧穴极易激发灸性感传(95%的出现率)乃至气至病所，临床灸疗疗效大幅度提高。

因此，灸之要，仍然是气至而有效，热敏灸法完善和发展了“刺之要，气至而有效”的针灸理论。

第十二章　针灸歌赋选粹

马丹阳天星十二穴歌诀

三里内庭穴，曲池合谷接。委中配承山，太冲昆仑穴。
环跳与阳陵，通里并列缺。合担用法担，合截用法截。
三百六十穴，不出十二诀。治病如神灵，浑如汤泼雪。
北斗降真机，金锁教开彻。至人可传授，匪人莫浪说。
三里膝眼下，三寸两筋间。能通心腹胀，善治胃中寒。
肠鸣并泄泻，腿肿膝胻酸。伤寒羸瘦损，气蛊及诸般。
年过三旬后，针灸眼便宽。取穴当审的，八分三壮安。
内庭次趾外，本属足阳明，能治四肢厥，喜静恶闻声。
瘾疹咽喉痛，数欠及牙疼，疟疾不能食，针着便惺惺。
曲池拱手取，屈肘骨边求。善治肘中痛，偏风手不收。
挽弓开不得，筋缓莫梳头，喉闭促欲死，发热更无休。
遍身风癣癞，针着即时瘳。

合谷在虎口，两指歧骨间。头疼并面肿，疟病热还寒。
齿龋鼻衄血，口噤不开言，针入五分深，令人即便安。
委中曲瞅里，横纹脉中央。腰痛不能举，沉沉引脊梁。
酸痛筋莫展，风痹复无常。膝头难伸屈，针入即安康。
承山名鱼腹，腨肠分肉间。善治腰疼痛，痔疾大便难。
脚气并膝肿，展转战疼酸。规矩及转盘，穴中刺便安。
太冲足大趾，节后二寸中。动脉知生死，能医惊痫风。
咽喉并心胀，两足不能行。七疝偏坠肿，眼目似云朦。
亦能疗腰痛，针下有神功。
昆仑足外踝，跟骨上边骨。转筋腰尻痛，暴喘满冲心。
举步行不得，一动即呻吟。若欲求安乐，须于此穴针。
环跳在髀枢，侧卧屈足取。折腰莫能顾，冷风并湿痹。
腿胯连腨痛，转侧重唏嘘。若人针灸后，顷刻病消除。
阳陵居膝下，外臁一寸中。膝肿并麻木，冷痹及偏风。
举足不能起，坐卧似衰翁。针入六分止，神功妙不同。
通里腕侧后，去腕一寸中。欲言声不出，懊恼及怔忡。
实则四肢肿，头腮面颊红。虚则不能食，暴喑面无容。
毫针微微刺，方信有神功。
列缺腕侧上，次指手交叉。善疗偏头患，遍身风痹麻。
痰涎频壅上，口噤不开牙。若能明补泻，应手即如拿。

五输穴应景诗

少商湖海一渔翁，鱼际太渊任转蓬，漫道经渠不可测，还叫尺泽起蛟龙。
商阳茅屋二三间，合谷阳溪第几湾。九曲池边云影谈，港天星斗浴波澜。
秋风历兑内庭西，陷谷冲阳过解溪。三里未知何日到，几番翘首歇思齐。
隐白云中一老僧，大都离俗少人憎，几回太白商丘过，汲取阴陵泉几升。
少冲少府把师班，兵马神门得胜还。灵道战书前日发，而今少海已归山。
浮萍少泽任东西，前谷渊源统后溪，脆骨又逢阳谷涧，交流小海欲倾提。
茅亭结起至阴边，通谷浮云四望烟，束骨近同京骨峙，昆仑逐与委中连。
秋高闲眺涌泉边，然谷太溪豁眼帘，复溜一帆阴谷去，江山览胜碧连天。
中冲孤雁彻云霄，几度劳宫故寂寥，转过大陵来间使，深渊曲泽莫招摇。
关冲桃李掖门栽，中渚阳池次第开。花落支沟香满涧，一天井字蝶飞来。
窍阴别后恨相牵，几侠溪临泣杜鹃。怀抱丘墟情未毕，烦君阳辅寄临泉。
云霞烟锁大敦峰，忘却行间转太冲。坐望中封无路入，曲泉行水听踪踪。

——明·李梃《医学入门》

标幽赋

拯救之法，妙用者针。察岁时于天道，定形气于予心。春夏瘦而刺浅，秋冬肥而刺深。不穷经络阴阳，多逢刺禁；既论脏腑虚实，须向经寻。

原夫起自中焦，水初下漏。太阴为始，至厥阴而方终；穴出云门，抵期门而最后。正经十二，别络走三百余支；正侧仰伏，气血有六百余候。手足三阳，手走头而头走足；手足三阴，足走腹而胸走手。要识迎随，须明逆顺。

况夫阴阳气血，多少为最。厥阴、太阳少气多血。太阴、少阴少血多气。而又气多血少者，少阳之分；气盛血多者，阳明之位。先详多少之宜，次察应至之气，轻滑慢而未来，沉涩紧而已至。既至也，量寒热而留疾；未至也，据虚实而候气。气之至也，如鱼吞钩饵之浮沉；气未至也，如闲处幽堂之深邃。气速至而速效，气迟至而不治。观夫九针之法，毫针最微，七星上应，众穴主持。本形金也，有蠲邪扶正之道；短长水也，有决凝开滞之机，定刺象木，或斜或正；口藏比火，进阳补羸。循机扪塞以象土，实应五行而可知。然是三寸六分，包含妙理；虽细桢于毫发，同贯多歧。可平五脏之寒热，能调六腑之虚实。拘挛闭塞，遣八邪而去矣；寒热痹痛，开四关而已之。凡刺者，使本神朝而后入；既刺也，使本神定而气随。神不朝而勿刺，神已定而可施。定脚处，取气血为主意；下手处，认水木是根基。天地人三才也，涌泉同璇玑、百会；上中下三部也，大包与天枢、地机。阳跷、阳维并督带，主肩背腰腿在表之病；阴跷、阴维、任、冲脉，去心腹胁肋在里之凝。二陵、二跷、二交，似续而交五大；两间、两商、两井，相依而别两支。足见取穴之法，必有分寸，先审自意，次观肉分。伸屈而得之，或平直而安定。在阳部筋骨之侧，陷下为真。在阴分郄腘之间，动脉相应。取五穴用一穴而必端，取三经用一经而可正。头部与肩部详分，督脉与任脉易定。明标与本，论刺深刺浅之经。住痛移疼，取相交相贯之经。岂不闻脏腑病，而求门海俞募之微，经络滞而求原别交会之道，更穷四根三结，依标本而刺无不痊，但用八法五门，分主客而针无不效。八脉始终连八会，本是纪纲；十二经络十二原，是为枢要。一日取六十六穴之法，方见幽微；一时取一十二经之原，始知要妙。原夫补泻之法，非呼吸而在手指；速效之功，要交正而识本经。交经缪刺，左有病而右畔取；泻络远针，头有疾而脚上针。巨刺与缪刺各异，微针与妙刺相通。观部分而知经络之虚实，视浮沉而辨脏腑之寒温。且夫先令针耀而虑针损；次藏口内而欲针温。目无外视，手如握虎；心无内慕，如待贵人。左手重而多按，欲令气散；右手轻而徐入，不痛之因。空心恐怯，直立侧而多晕；背目深掐，坐卧平而没昏。推于十干十变，知孔穴之开阖；论其五行五脏，察日时之旺衰。伏如横弩，应若发机。阴交阳别而定血晕，阴跷阳维而下胎衣。痹厥偏枯，迎随俾经络接续；漏崩带下，温补使气血依归。静以久留，停针待之。必准者，取照海治喉中之闭塞；端的处，用大钟治心内之呆痴。大抵疼痛实泻，麻痒虚补。体重节痛而俞居，心下痞满而井主。心胀咽痛，针太冲而必除。脾冷胃痛，泻公孙而立愈。胸满腹胀刺内关，胁疼肋痛针飞虎。筋挛骨痛而补魂门，体热劳嗽而泻魄户。头风头痛，刺申脉与金门；眼痒眼疼，泻光明与地五。泻阴郄止盗汗，治小儿骨蒸；刺偏历利小便，医大人水蛊。中风环跳而宜刺，虚损天枢而可取。

由是午前卯后，太阴生而疾温；离左酉南，月朔死而速冷。循扪弹弩，留吸母而坚长；爪下伸提，疾呼子而嘘短。动退空歇，迎夺右而泻凉；推内进搓，随济左而补暖。慎之！大凡危疾，色脉不顺而莫针；寒热风阴，饥饱醉劳而切忌。望不补而晦不泻，弦不夺而朔不济。精其心而穷其法，无灸艾而坏其皮；正其理而求其原，免投针而失其位。避灸处而加四肢，四十有九；禁刺处而除六俞，二十有二。抑又闻高皇抱疾未瘥，李氏刺巨阙而后苏；太子暴死为厥，越人针维会而复醒。肩井、曲池，甄权刺臂痛而复射；悬钟、环跳，华佗刺躄足而立行。秋夫针腰俞而鬼免沉疴；王纂针交俞而妖精立出。取肝俞与命门，使瞽士视秋毫之末；刺少阳与交别，俾聋夫听夏蚋之声。嗟夫！去圣逾远，此道渐坠，或不得意而散其学，或愆其能而犯禁忌，愚庸智浅，难契于玄言，至道渊深，得之者有几？偶述斯言，不敢示诸明达者焉，庶几乎童蒙之心启。

——元·窦汉卿《针经指南》

百症赋

百症俞穴，再三用心。囟会连于玉枕，头风疗以金针。悬颅、颔厌之中，偏头痛止；强间、丰隆之际，头痛难禁。原夫面肿虚浮，须仗水沟、前顶；耳聋气闭，全凭听会、翳风。面上虫行有验，迎香可取；耳中蝉噪有声，听会堪攻。目眩兮，支正、飞扬；目黄兮，阳纲、胆俞。攀睛攻少泽、肝俞之所，泪出刺临泣、头维之处。目中漠漠，即寻攒竹、三间；目觉，急取养老、天柱。观其雀目肝气，睛明、行间而细推；审他项强伤寒，温溜、期门而主之。廉泉、中冲，舌下肿疼堪取；天府、合谷，鼻中衄血宜追。耳门、丝竹空，住牙疼于顷刻；颊车、地仓穴，正口㖞于片时。喉痛兮，液门、鱼际去疗，转筋兮，金门、丘墟来医。阳谷、侠溪，颔肿口噤并治；少商、曲泽，血虚口渴同施。通天去鼻内无闻之苦，复溜祛舌干口燥之悲。哑门、关冲，舌缓不语而要紧；天鼎、间使，失音嗫嚅而休迟。太冲泻唇㖞以速愈，承浆泻牙疼而即移。

项强多恶风，束骨相连于天柱；热病汗不出，大都更接于经渠。

且如两臂顽麻，少海就傍于三里；半身不遂，阳陵远达于曲池。建里、内关，扫尽胸中之苦闷；听宫、脾俞，祛残心下之悲凄。久知胁肋疼痛，气户、华盖有灵；腹内肠鸣，下脘、陷谷能平。胸胁支满何疗，章门、不容细寻。膈疼饮蓄难禁，膻中、巨阙便针。胸满更加噎塞，中府、意舍所行；胸膈停留瘀血，肾俞、巨髎宜征。胸满项强，神藏、璇玑已试；背连腰痛，白环、委中曾经。

脊强兮，水道、筋缩；目眴兮，颧髎、大迎。痓病非颅息而不愈，脐风须然谷而易醒。委阳、天池，腋肿针而速散；后溪、环跳，腿疼刺而即轻。

梦魇不宁，厉兑相谐于隐白；发狂奔走，上脘同起于神门。惊悸怔忡，取阳交、解溪勿误；反张悲哭，仗天冲、大横须精。癫疾必身柱、本神之令，发热仗少冲、曲池之津。岁热时行，陶道复求肺俞理；风痫常发，神道须还心俞宁。

湿寒湿热下髎定，厥寒厥热涌泉清。寒栗恶寒，二间疏通阴郄暗；

烦心呕吐，幽门开彻玉堂明。行间、涌泉，主消渴之肾竭；阴陵、水分，去水肿之脐盈。痨瘵传尸，趋魄户、膏肓之路；中邪霍乱，寻阴谷、三里之程。治疸消黄，谐后溪、劳宫而看；倦言嗜卧，往通里、大钟而明。咳嗽连声，肺俞须迎天突穴；小便赤涩，兑端独泻太阳经。刺长强与承山，善主肠风新下血；针三阴与气海，专司白浊久遗精。且如肓俞、横骨，泻五淋之久积；阴郄、后溪，治盗汗之多出。脾虚谷以不消，脾俞、膀胱俞觅；胃冷食而难化，魂门、胃俞堪责。

鼻痔必取龈交，瘿气须求浮白。大敦、照海，患寒疝而善蠲；五里、臂臑，生疬疮而能治。至阴、屋翳，疗痒疾之疼多；肩髃、阳溪，消瘾风之热极。

抑又论妇人经事改常，自有地机、血海；女子少气漏血，不无交信、合阳。带下产崩，冲门、气冲宜审；月潮违限，天枢、水泉细详。肩井乳痈而极效，商丘痔瘤而最良。脱肛趋百会、尾翳之所，无子搜阴交、石关之乡。

中脘主乎积痢，外丘收乎大肠。寒疟兮，商阳、太溪验，痃癖兮，冲门、血海强。

夫医乃人之司命，非志士而莫为；针乃理之渊微，须至人之指教。先究其病源，后攻其穴道，随手见功，应针取效。方知玄理之玄，始达妙中之妙。此篇不尽，略举其要。

——明·高武《针灸聚英》

参 考 文 献

[1] 石学敏. 针灸学［M］. 北京:中国中医药出版社,2007.

[2] 孙广仁. 中医基础理论［M］. 北京:中国中医药出版社,2007.

[3] 吴焕淦,郑锦,马晓芃,等. 中国灸法学现代研究［M］. 上海:上海科学技术出版社,2013.

[4] 王富春. 灸法医鉴［M］. 北京:科学技术文献出版社,2009.

[5] 张吉. 高等中医药院校教学参考丛书: 针灸学［M］. 2 版. 北京:人民卫生出版社,2006.

[6] 王宏才,杜元灏. 中国针灸交流通鉴:临床卷［M］. 西安:西安交通大学出版社,2012.

[7] 陆在英, 钟南山. 内科学［M］. 北京: 人民卫生出版社, 2008.

[8] 贺普仁. 国医大师贺普仁针灸心法丛书: 灸具灸法［M］. 北京:人民卫生出版社,2014.

[9] 兰蕾,常小荣,石佳,等. 艾灸的作用机理研究进展[J]. 中华中医药学刊,2011(12):2616 - 2620.

[10] 司宽红. 孙思邈灸法的贡献[J]. 四川中医,2014(6).

[11] 杨佃会,臧守虎.《肘后备急方》灸法学术思想探析[J]. 山东中医药大学学报,2001,25(1): 14 - 15.

[12] 蔡海红,王玲玲. 汪机灸法观探析[J]. 中国针灸,2014(4).

[13] 陈日新，康明非. 腧穴热敏化的临床应用[J]. 中国针灸，2007，27(3)：199－202.

[14] 国家中医药管理局. 腧穴名称与定位[S]. 北京：中国标准出版社，2006.